国家卫生和计划生育委员会"十二五"规划教材
全国高等医药教材建设研究会"十二五"规划教材
全国高职高专院校教材

供临床医学专业用

药理学
实验及学习指导

U0350179

主　编　秦红兵　姚　伟

副主编　丁召兴　何　颖

编　者（以姓氏笔画为序）

丁召兴（滨州医学院附属医院）　　　罗跃娥（天津医学高等专科学校）
于天贵（山东医学高等专科学校）　　姚　伟（山东医学高等专科学校）
王　静（盐城卫生职业技术学院）　　贾旭峰（大庆医学高等专科学校）
王开贞（滨州职业学院）　　　　　　秦红兵（盐城卫生职业技术学院）
任　旷（吉林医药学院）　　　　　　徐　红（滨州职业学院）
李秀丽（赤峰学院医学院）　　　　　韩志武（青岛大学医学院附属医院）
何　颖（大庆医学高等专科学校）　　谭安雄（邵阳医学高等专科学校）
范红艳（吉林医药学院）

人民卫生出版社

图书在版编目（CIP）数据

药理学实验及学习指导/秦红兵,姚伟主编.—北京:人民卫生出版社,2014

ISBN 978-7-117-19254-5

Ⅰ.①药… Ⅱ.①秦… ②姚… Ⅲ.①药理学-实验-高等职业教育-教学参考资料 Ⅳ.①R965.2

中国版本图书馆 CIP 数据核字（2014）第 120729 号

| 人卫社官网 | www. pmph. com | 出版物查询，在线购书 |
| 人卫医学网 | www. ipmph. com | 医学考试辅导，医学数据库服务，医学教育资源，大众健康资讯 |

药理学实验及学习指导

主　　编：秦红兵　姚　伟
出版发行：人民卫生出版社（中继线 010-59780011）
地　　址：北京市朝阳区潘家园南里 19 号
邮　　编：100021
E - mail：pmph @ pmph.com
购书热线：010-59787592　010-59787584　010-65264830
印　　刷：三河市潮河印业有限公司
经　　销：新华书店
开　　本：787×1092　1/16　印张：13
字　　数：324 千字
版　　次：2014 年 8 月第 1 版　2019 年 1 月第 1 版第 4 次印刷
标准书号：ISBN 978-7-117-19254-5/R·19255
定　　价：23.00 元
打击盗版举报电话：010-59787491　E-mail：WQ @ pmph.com
（凡属印装质量问题请与本社市场营销中心联系退换）

　　为了配合高职高专临床医学专业《药理学》(第7版)的教学,在全国高等医药教材建设研究会、人民卫生出版社的组织领导下编写了《药理学实验及学习指导》,作为新版《药理学》(第7版)的配套教材。

　　《药理学实验及学习指导》的编写,以高职高专临床医学专业人才培养目标和《药理学》课程标准为依据,充分体现临床医学专业专科教育的特点和职业岗位的实际需要。本教材由药理学实验和学习指导两部分组成。实验内容的选取遵循为后续专业课服务、强化学生实践动手能力培养的原则,尽量减少纯印证型的实验项目。学习指导的章节顺序与新版《药理学》一致,每章内容包括学习要点、测试练习两部分。学习要点主要是对本章节的重点内容进行概括和提炼,测试练习题型有名称解释、填空题、选择题、问答题和案例分析五类。测试练习题内容丰富、覆盖面广、重点突出,其中选择题内容及形式与执业资格考试对接。通过测试练习进一步强化教学重点,帮助学生对《药理学》基本理论和基本知识进行理解和掌握。附参考答案供测试练习时核对参考。

　　在编写过程中,我们借鉴了相关教材内容,得到了参编单位的大力支持,在此一并致以崇高的敬意和衷心的感谢。

　　由于多种原因,书中不妥之处在所难免,敬请广大师生批评指正。

编 者

2014 年 5 月 6 日

第一部分　药理学实验

第二部分　药理学学习指导

第一部分 药理学实验

实验一 动物实验基本技术

一、注射器的使用

【目的】

1. 熟悉注射器和注射针头的构造、规格和主要用途。

2. 学会正确使用注射器。

【材料】 注射器、注射针头。

【方法】

1. 注射器 注射器的构造分为乳头、空筒、活塞轴、活塞柄和活塞五部分。其规格有 1、2、5、10、20、30、50 和 100ml 八种。

2. 针头 针头的构造分为针尖、针梗和针栓三部分。其型号有 $4\frac{1}{2}$、$5\frac{1}{2}$、6、$6\frac{1}{2}$、7、8 和 9 号等。型号如 $4\frac{1}{2}$ 号,表示针梗的内径为 0.45mm。注射器与针头的构造见图(实验图1)。

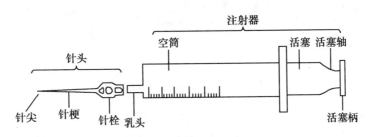

实验图1 注射器的构造

3. 注射器的使用 首先应根据实验的具体需要,选择适当的注射器和针头。注射器应完整无裂缝,不漏气。针头要锐利,无钩,无弯曲。注射器与针头要衔接紧密,针尖斜面应与针筒上的刻度在同一水平面上。用前先检查抽取的药液量是否准确及有无气泡,如有气泡应将其排净。注射时以右手持注射器,持玻璃注射器时切勿倒置。

二、常用实验动物的捉拿和给药方法

【目的】 结合实验内容逐步学会常用实验动物的捉拿方法和给药方法。

【材料】 家兔、小白鼠、蟾蜍或蛙。

【方法】

1. 小白鼠的捉拿法和给药方法

（1）捉拿法：用右手捉住小白鼠尾巴将尾提起，放置于鼠笼上或其他易攀抓处，轻轻向后牵拉鼠尾，趁其不备，用左手拇指和示指捏住其两耳间及头部皮肤，使腹部向上，屈曲左手中指使鼠尾靠在上面，然后以无名指及小指压住鼠尾，使小鼠完全固定（实验图 2）。

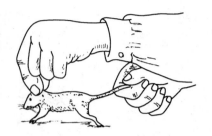

实验图 2　小白鼠的捉拿方法

（2）给药方法

1）灌胃：将小白鼠固定后，使口部向上，将颈部拉直，右手持灌胃器自口角插入口腔，沿上颚轻轻进入食管，如动物安静、呼吸无异常、口唇无发绀现象，即可注入药液（实验图 3）。灌胃量一般为 0.1～0.25ml/10g。

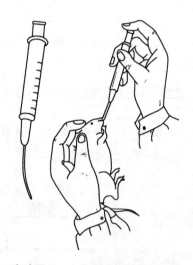

实验图 3　小白鼠灌胃器及灌胃法

2）腹腔注射：将小白鼠固定后，右手持注射器自下腹部一侧向头部方向以 45°刺入腹腔（角度太小易刺入皮下）。针头刺入不宜太深或太接近上腹部，以免损伤内脏（实验图 4）。注射量一般为 0.1～0.2ml/10g。

3）皮下注射：将小白鼠固定后，右手持注射器，将针头刺入背部皮下注入药液（实验图 5）。注射量一般不超过 0.25ml。

4）肌内注射：一人固定小鼠后，另一人持注射器，将针头刺入后肢外侧肌肉内注入药液。注射量一般不超过 0.1ml。

5）静脉注射：先将小白鼠固定于固定器内，将尾巴露在外面，以右手示指轻轻弹尾尖部，必要时用 45～50℃的温水浸泡或用 75% 乙醇擦尾部，使全部血管扩张充血、表皮角质软化，以拇指与示指捏住尾部两侧，使尾静脉充盈明显，以无名指和小指夹持尾尖部，中指从下托起尾巴固定。一般选择鼠尾两侧静脉，用 4 号针头，令针头与尾部呈 30°角刺入静脉，推

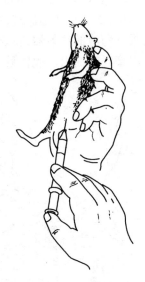

实验图 4　小白鼠腹腔注射法

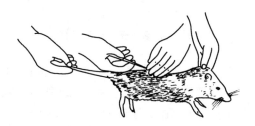

实验图 5　小白鼠皮下注射法

动药液无阻力,且可见沿静脉血管出现一条白线,说明针头在血管内,可缓慢注药(实验图6)。一次注射量为 $0.05 \sim 0.1 \text{ml}/10\text{g}$。

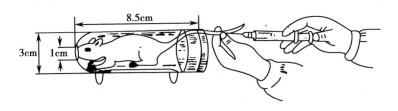

实验图 6　小白鼠静脉注射法

2. 蟾蜍或蛙的捉拿法　一般用左手握蛙,用示指和中指夹住蛙的两上肢,用无名指和小指夹住蛙的两下肢,将蛙固定于手中。

3. 家兔的捉拿法和给药方法

(1)捉拿法:用左手抓住颈背部皮肤将兔提起,以右手托住其臀部,使兔呈坐位姿势。

(2)给药方法

1)灌胃:由两人合作,一人固定兔身(或用固定器将兔固定),另一人用兔开口器将兔口张开(实验图7),并将兔舌压在开口器下边横放于兔口中。取适当的导尿管涂以液状石蜡,从开口器中央孔插入,沿上颚后壁缓缓送入食管,约 15cm 即可进入胃内。注意导尿管切勿插入气管,可将导尿管的外端放入水中,如未见气泡出现,亦未见兔挣扎或呼吸困难,则证明导尿管已在胃中。此时,可连接已吸好药液的注射器,将药液缓缓推入,再推入少量空气,使管内药液全部注入胃中,然后将导尿管轻轻抽出。灌胃量一般不超过 20ml/kg。

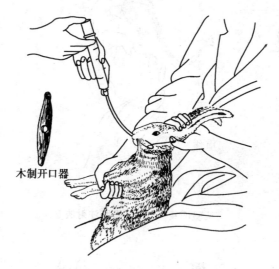

木制开口器

实验图 7　家兔开口器及灌胃法

2)耳静脉注射:将兔放置于固定器内或另一人将兔固定于胸壁之间,拔去兔耳外缘的毛,并用 75% 乙醇棉球涂搽该部位皮肤,使血管扩张(兔耳外缘血管为静脉),再以手指压住耳根部的静脉,阻止血液回流并使其充血。注射者以左手拇指和中指固定兔耳,示指放在耳缘下作垫,右手持注射器从静脉末端刺入血管,当针头进入血管约 0.5cm,即以拇指和中指将针头与兔耳固定住,同时解除静脉根部的压力。右手推动针栓开始注射,如无阻力感,并见血管立即变白,表明针头在血管内;如有阻力感并见局部组织发白,表示针头未刺入血管内,应将针头退回重刺(实验图 8)。注射完毕,压住针眼拔出针头,继续压迫片刻以免出血。注射量一般为 0.2 ~ 2ml/kg。

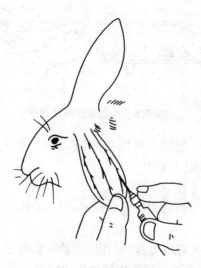

实验图 8　家兔耳静脉注射法

3）肌内注射：固定动物，右手持注射器，令其与肌肉呈 60°角一次刺入肌肉中，先回抽针栓，无回血时将药液注入，注射后按摩注射部位，帮助药液吸收。

4）皮下注射、腹腔注射：其部位同小白鼠。

（王开贞）

实验二　药物剂量对药物作用的影响

【目的】　观察剂量对药物作用的影响。

【材料】　大烧杯 2 个、托盘天平 1 台、1ml 注射器 2 支、0.2% 安钠咖注射液、2% 安钠咖注射液、小白鼠 2 只。

【方法】　取小白鼠 2 只，称重编号，分别放入大烧杯中，观察两鼠的正常活动，再分别进行腹腔注射：甲鼠给 0.2% 安钠咖注射液 0.2ml/10g、乙鼠给 2% 安钠咖注射液 0.2ml/10g，观察有无兴奋、竖尾、惊厥，甚至死亡等现象，记录发生的时间，并比较两鼠有何不同。

【结果】

鼠号	体重	药物及剂量	用药后反应及发生时间
甲			
乙			

注：本实验也可用 2% 水合氯醛溶液 0.05 和 0.15ml/10g 分别腹腔注射。

（王开贞）

实验三　药物给药途径对药物作用的影响

一、家兔实验法

【目的】　观察不同给药途径对药物作用的影响。

【材料】　磅秤 1 台、5ml 注射器 2 支、兔固定器 2 个、乙醇棉球、5% 异戊巴比妥钠注射液、家兔 2 只。

【方法】　取家兔 2 只，称重编号，观察两兔正常活动、翻正反射及呼吸情况。用 5% 异戊巴比妥钠注射液 1ml/kg 分别由甲兔耳静脉注射和乙兔肌内注射，记录给药时间，观察两兔翻正反射消失时间及呼吸抑制程度有无不同。

【结果】

兔号	体重	药物及剂量	给药途径	翻正反射消失时间	呼吸抑制程度
甲			静脉注射		
乙			肌内注射		

注：本实验也可用 0.5% 地西泮 1ml/kg 分别静脉注射和肌内注射。

二、小白鼠实验法

【目的】　观察药物的给药途径不同对作用的影响。

【材料】　大烧杯 2 个、托盘天平 1 台、1ml 注射器 2 支、小白鼠灌胃器 1 个、10% 硫酸镁注射液、小白鼠 2 只。

【方法】　取小白鼠 2 只,称重编号,分别置于大烧杯内,观察正常活动后,以 10% 硫酸镁注射液 0.2ml/10g 分别给药:甲鼠灌胃、乙鼠肌内注射。观察两鼠的反应有何不同。

【结果】

鼠号	体重	给药前情况	药物及剂量	给药途径	用药后反应
甲				灌胃	
乙				肌内注射	

（王开贞）

实验四　静脉给药速度对药物作用的影响

【目的】
1. 观察相同剂量的氯化钙注射液静脉注射速度不同所产生的不同结果。
2. 练习兔耳静脉注射法。

【材料】　兔固定器 2 个、10ml 注射器 2 支、乙醇棉球、磅秤 1 台、5% 氯化钙注射液、家兔 2 只。

【方法】　取家兔 1 只,称重,观察正常呼吸、心跳和活动情况后,由耳静脉快速注射(5~10 秒内注完)5% 氯化钙注射液 5ml/kg。观察家兔呼吸、心跳有何变化(注意是否停搏)。另取家兔 1 只,称重,用上述相同剂量的氯化钙缓慢从耳静脉注射(于 4~5 分钟内注完)。观察呼吸、心跳与前 1 只家兔有何不同。

【结果】

兔号	体重	给药前情况	药物及剂量	给药速度	用药后反应
甲					
乙					

（王开贞）

实验五　药物的相互作用

【目的】　观察药物的协同作用和拮抗作用,以了解联合用药时药物作用的相互影响。

一、药物的协同作用

【材料】　大烧杯、托盘天平、1ml 注射器、干棉球、0.5% 苯巴比妥溶液、麻醉乙醚、0.9% 氯化钠注射液、小白鼠 2 只。

【方法】　取小白鼠2只,称重编号,分别放置于大烧杯中,观察正常活动后,甲鼠腹腔注射0.5%苯巴比妥溶液0.1ml/10g,乙鼠腹腔注射0.9%氯化钠溶液0.1ml/10g。30分钟后,将各浸有1ml麻醉乙醚的棉球分别放入烧杯内,并记录时间,观察并比较两鼠出现麻醉状态的时间,待麻醉后立即将鼠取出,观察两鼠的恢复情况。

【结果】

鼠号	体重	药物及药量	给乙醚后的反应	恢复情况
甲				
乙				

注:此实验也可用0.3%氯丙嗪溶液代替0.5%苯巴比妥溶液。

二、药物的拮抗作用

【材料】　托盘天平、1ml注射器、干棉球、麻醉乙醚、大烧杯、0.2%安钠咖溶液、2.5%异戊巴比妥钠溶液、小白鼠1只。

【方法】　取小白鼠1只,称重,观察正常活动后,腹腔注射0.2%安钠咖溶液0.2ml/10g。当小鼠出现惊厥时,立即放入置有麻醉乙醚棉球的倒置大烧杯内,使之吸入乙醚,观察小白鼠的变化。待小白鼠惊厥停止后,再腹腔注射2.5%异戊巴比妥钠溶液0.1ml/20g,观察结果如何(因麻醉乙醚的抗惊厥作用出现快而时间短,异戊巴比妥钠的抗惊厥作用出现慢而维持时间长,所以合用以免小白鼠因麻醉乙醚作用消失后再发生惊厥)。

【结果】　记录小白鼠依次给药后的表现。

（王开贞）

实验六　传出神经药物对兔瞳孔的影响

【目的】
1. 观察毛果芸香碱、毒扁豆碱、阿托品和去氧肾上腺素对兔瞳孔的影响。
2. 分析药物的作用机制并联系临床应用。
3. 学会兔滴眼法。

【材料】　兔固定箱、手电筒、测瞳尺、1%硝酸毛果芸香碱溶液、0.5%水杨酸毒扁豆碱溶液、1%硫酸阿托品溶液、1%盐酸去氧肾上腺素溶液、家兔2只。

【方法】　取家兔2只,于适度的光照下,用测瞳尺测量两眼瞳孔的大小(mm),并用手电筒光检测对光反射。然后按下表向家兔的结膜囊内滴药2滴,滴药10分钟后,在同前的光照下,再测两兔左、右眼的瞳孔大小和对光反射。

兔号	左眼	右眼
甲	1%硫酸阿托品	1%硝酸毛果芸香碱
乙	1%盐酸去氧肾上腺素	0.5%水杨酸毒扁豆碱

如滴毛果芸香碱及毒扁豆碱的眼瞳孔已经缩小,在这两眼的结膜囊内再滴入1%硫酸阿托品溶液2滴,10分钟后检查瞳孔大小和对光反射又有何变化。

【结果】

兔号	眼睛	药物	瞳孔大小（mm）		对光反射	
			给药前	给药后	给药前	给药后
甲	左	阿托品				
	右	毛果芸香碱				
		再滴阿托品				
乙	左	去氧肾上腺素				
	右	毒扁豆碱				
		再滴阿托品				

【注意事项】

1. 测量瞳孔时不能刺激角膜，光照强度及角度应前后一致，否则将影响结果。

2. 观察对光反射时只能用闪射灯光。

3. 滴眼时，将下眼睑拉成杯状，并压迫鼻泪管，以防药液流入鼻泪管及鼻腔，待滴眼1分钟后再将手松开。

（秦红兵）

实验七　传出神经药物对血压的影响

【目的】

1. 观察传出神经药物对血压的影响，联系其临床应用。

2. 分析传出神经药物的作用机制和临床应用。

3. 初步学会传出神经药物对血压的影响的实验方法。

【材料】　狗用或兔用手术台、智能化药理生理监测仪、狗用或兔用压力换能器、眼科剪刀、普通剪刀、手术剪刀、手术刀、狗用或兔用动脉套管、狗用静脉套管或头皮针、狗用或兔用气管套管、动脉夹、血管钳、眼科镊、烧杯、T形玻璃管、弹簧夹、铁支架、滴定管、10ml注射器、1ml注射器、手术灯、纱布、丝线、橡胶管、搪瓷盘、3%戊巴比妥溶液、20%乌拉坦溶液、5%枸橼酸钠溶液、肝素溶液、0.9%氯化钠溶液、0.01%盐酸肾上腺素溶液、0.02%重酒石酸去甲肾上腺素溶液、3%盐酸麻黄碱溶液、0.005%盐酸异丙肾上腺素溶液、0.1%硝酸毛果芸香碱溶液、1%硫酸阿托品溶液、1%甲磺酸酚妥拉明溶液、0.1%盐酸普萘洛尔溶液、狗或家兔。

【方法】　用狗或兔进行实验。

1. 狗血压实验　取狗1只，称重，以3%戊巴比妥溶液1ml/kg在腿部静脉注射使其麻醉后，仰卧缚于手术台。在股三角动脉搏动处行纵行切口找出股静脉，插入与滴定管相连的静脉套管，以输液或给药用。再在颈正中剪毛后行纵行切口，分离气管并切开插入气管套管，结扎固定。然后分离一侧颈动脉（注意与迷走神经分离），结扎其远心端，在与线结扎相隔适当距离处用动脉夹夹住其近心端，再于线结与动脉夹之间剪口插入充满5%枸橼酸钠溶液（其中加入肝素溶液适量）的动脉套管并结扎固定。动脉套管与智能化药理生理监测仪连接的压力换能器相连，将信号输入该监测仪，在其屏幕上显示血压曲线（实验图9）。待显示或描记一段正常血压曲线后，依次由股静脉注射下列药品，每次给药待血压恢复原水平或平稳后,再给下一药物。

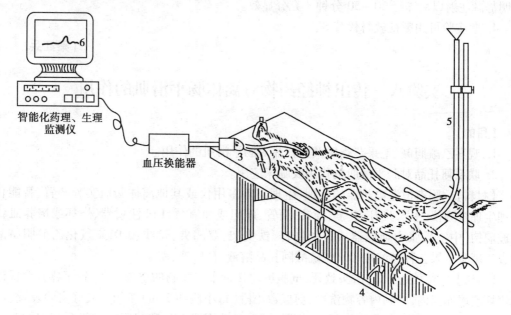

实验图 9　传出神经药物对狗血压影响的实验装置
①静脉套管;②动脉套管;③三通管;④保温装置;⑤滴定管

A. 观察拟肾上腺素药对血压的影响

(1)0.01% 盐酸肾上腺素溶液 0.1ml/kg。

(2)0.02% 重酒石酸去甲肾上腺素溶液 0.1ml/kg。

(3)3% 盐酸麻黄碱溶液 0.04 ~ 0.1ml/kg。

(4)0.005% 盐酸异丙肾上腺素溶液 0.1ml/kg。

B. 观察拟胆碱药和 M 受体阻断药对血压的影响

(5)0.1% 硝酸毛果芸香碱溶液 0.1ml/kg。

(6)1% 硫酸阿托品溶液 0.1ml/kg。

(7)重复(5)。

C. 观察 α 受体阻断药和 β 受体阻断药对肾上腺素作用的影响

(8)1% 甲磺酸酚妥拉明溶液 0.1ml/kg(缓慢注射)。

(9)重复(1),与原效果比较。

(10)0.1% 盐酸普萘洛尔溶液 0.5ml/kg(缓慢注射)。

(11)重复(1),与原效果比较。

2. 兔血压实验　取家兔 1 只,称重,以 20% 乌拉坦溶液 5ml/kg 用头皮针由耳静脉注射进行麻醉,并固定以备给药用,不需插静脉套管,其余基本同狗血压实验操作方法,但动脉套管、气管套管等皆改为兔用者。

【结果】　记录血压的变化。

【注意事项】

1. 本实验中药物的剂量皆按盐类计算,必要时可根据预实验结果适当增减。

2. 本实验用家兔进行时,家兔对药物的耐受性较差,且有些实验结果可能不很典型。

3. 如以酚苄明(2ml/kg)代替酚妥拉明,能更好地看到肾上腺素升压作用的翻转,但酚苄明静脉注射以后需经20~30分钟才充分显效。

4. 此实验可用影视教材代替。

（秦红兵）

实验八　传出神经药物对离体肠平滑肌的作用

【目的】

1. 观察乙酰胆碱、毛果芸香碱及阿托品对肠平滑肌的作用。

2. 联系阿托品对肠平滑肌的作用及临床应用。

【材料】　附有恒温电热器的药理、生理实验多用仪或其他离体肠肌实验装置、智能化药理生理监测仪、手术剪刀、镊子、缝针、滴管、球胆或加氧泵、1ml 注射器、烧杯或培养皿、L 形玻璃钩(中空)、张力换能器或万能杠杆、铁支架、双凹夹、丝线、0.01% 氯化乙酰胆碱溶液、1% 硝酸毛果芸香碱溶液、0.1% 硫酸阿托品溶液、台氏液、家兔。

【方法】　取家兔 1 只,击头致死,剖腹剪取接近十二指肠的空肠一段,置于盛有台氏液的烧坏或培养皿内,将肠内容物洗净,剪成数小段(每小段约2cm)备用。装好实验装置(实验图10),调节温度恒定于38℃后,取小肠一段,一端用线系于和球胆或加氯泵相连的L 形

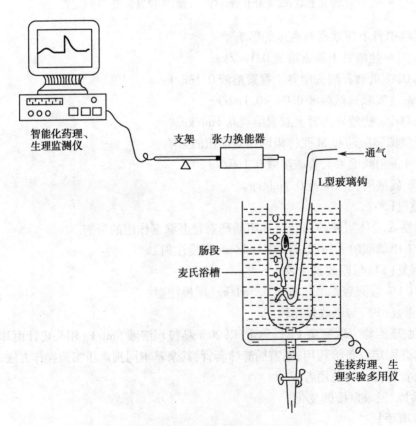

实验图 10　离体肠平滑肌实验装置

玻璃钩上置于盛有台氏液的麦氏浴皿内,使与球胆或加氧泵相通的管道均匀地放出气泡,供给氧气;另一端用线连于张力换能器而在智能化药理生理监测仪屏幕上显示肠肌活动曲线,或连于杠杆而在记纹鼓上描记肠肌活动曲线,显示一段正常肠肌活动曲线或描记后向麦氏浴皿内加入 0.01% 氯化乙酰胆碱溶液 0.5ml,当作用(使曲线上升)明显时随即加入 0.1% 硫酸阿托品溶液 0.5ml,观察结果如何。随后再加入 0.01% 氯化乙酰胆碱溶液 0.5ml,比较与上次加入该药时有何不同。然后,放去含有上述药物的台氏液,并用 38℃ 的台氏液冲洗肠段 3 次或者换上未用过的肠段后,再加入 1% 硝酸毛果芸香碱溶液 0.3ml,当作用显著时,立即加入 0.1% 硫酸阿托品溶液 0.5ml,观察结果如何。

【结果】 记录肠平滑肌活动的变化。

(秦红兵)

实验九 药物的抗惊厥作用

一、地西泮的抗药物惊厥作用

【目的】 观察中枢神经系统兴奋药尼可刹米中毒发生惊厥的特点及地西泮的抗惊厥作用。

【材料】 小鼠笼、粗称量天平、1ml 注射器、2.5% 尼可刹米溶液、0.5% 地西泮溶液、0.9% 氯化钠溶液、小鼠(体重 18~22g)2 只。

【方法】 取小鼠 2 只,分别编号称重。1 号小鼠腹腔注射 0.5% 地西泮溶液 0.1ml/10g,2 号小鼠腹腔注射 0.9% 氯化钠溶液 0.1ml/10g。观察 2 只小鼠给药后的反应。给药后 10 分钟,分别腹腔注射 2.5% 尼可刹米溶液 0.2~0.3ml/10g,观察两鼠的反应情况有何不同。

注:尼可刹米引起小鼠惊厥的特点为后肢伸直、尾巴上翘。

【结果】

鼠号	体重(g)	药物	用尼可刹米后的反应	
			发生惊厥的时间(分钟)	惊厥程度
1		0.5% 地西泮		
2		0.9% 氯化钠溶液		

二、药物的抗电惊厥作用

【目的】 观察抗癫痫药对电惊厥实验性癫痫大发作的作用。

【材料】 药理生理多用仪或电刺激仪、1ml 注射器、0.5% 苯巴比妥钠、0.5% 苯妥英钠、0.9% 氯化钠溶液、雄性小鼠 3 只(18~22g,实验前 12 小时应禁食、不禁水)。

【方法】 取小鼠 3 只,分别称重编号。多用仪功能档拨向"电惊厥",刺激方式"单次",A 频率为 1Hz,输出导线前端的两个鳄鱼夹要用 0.9% 氯化钠溶液浸湿,然后夹住小鼠两耳。通电参数的输出电压由小至大,直至出现惊厥反应为止。如未出现惊厥,可将电压由 80V 调至 100V 试之,如法选出 3 只小鼠,记录使各鼠发生惊厥的电压阈值。小鼠发生惊厥的表现:前肢屈曲、后肢强直、阵挛,然后恢复。以其后肢强直作为电惊厥的指标。待小鼠恢复常态后,分别腹腔注射苯巴比妥钠 0.1ml/10g、苯妥英钠 0.1ml/10g 及 0.9% 氯化钠溶液 0.1ml/10g。30 分钟后,再用各鼠原惊厥电压阈值给予刺激,比较给药后动物反应有何不同。若使用电刺激器,通电参数为输出电压 100V、刺激时间 0.2~0.3 秒,或自行调制惊厥为止,刺激间隔时间不应少于 5 秒。

【结果】

鼠号	体重(g)	药物与剂量	通电参数	反应	
				给药前	给药后
1					
2					
3					

(何　颖)

实验十　呋塞米的利尿作用

【目的】

1. 观察呋塞米的利尿作用,并联系其临床应用。

2. 初步学会家兔背位固定法和插导尿管的方法。

3. 初步学会兔耳静脉注射法。

【材料】　雄性家兔 1 只、1% 呋塞米注射液、液状石蜡、磅秤 1 台、兔解剖台 1 个、绑线 4 根、50ml 烧杯 2 个、2ml 注射器 1 支、8 号导尿管 1 根、胶布。

【方法】

1. 取雄性家兔 1 只,称重,将家兔背位固定于兔解剖台上。

2. 将用液状石蜡润滑过的导尿管从尿道外口插入膀胱,当导尿管进入膀胱即有尿液滴出,再插入 1~2cm,共计插入 8~10cm,然后用胶布固定于兔体上,适度按压家兔下腹部,使膀胱内积尿排尽。

3. 收集 30 分钟滴出的尿液,记录其尿量,作为给药前的对照值。然后耳静脉注射 1% 呋塞米注射液 0.5ml/kg,收集用药后 30 分钟的总尿量。

【结果】

家兔	用药前	用药后	尿液增加量(ml)
半小时总尿量(ml)			

【注意事项】

1. 实验前家兔充分喂食含水较多的蔬菜,或灌水 30ml。

2. 插导尿管时动作宜轻缓,以免损伤尿道。若尿道口因受刺激而红肿,可局部涂搽 1% 丁卡因溶液(也可在插导尿管前先用 1% 丁卡因注射液涂搽尿道口)。

3. 家兔和导尿管须固定稳,以免实验过程中兔挣扎而使导尿管脱出,影响实验结果。

(贾旭峰)

实验十一　艾司洛尔的抗缺氧作用

【目的】
1. 观察艾司洛尔对动物缺氧的耐受力的影响,联系其临床应用。
2. 学会小白鼠的耐缺氧实验方法。

【材料】　小白鼠、0.1% 盐酸艾司洛尔注射液、0.9% 氯化钠注射液、钠石灰、托盘天平 1 台、250ml 广口瓶 1 只、1ml 注射器 2 支、秒表 1 只、大烧杯 1 只。

【方法】
1. 取 250ml 广口瓶 1 只,放入钠石灰 15g,以吸收二氧化碳和水分。
2. 取小鼠(体重20g±2g 为宜)2 只,编号,称重。一只腹腔注射 0.1% 盐酸艾司洛尔溶液 0.2ml/10g,另一只腹腔注射 0.9% 氯化钠注射液 0.2ml/10g。
3. 给药 15 分钟后,将鼠同时放入广口瓶中,盖严瓶口(瓶盖可涂凡士林以便盖严),立即记录时间。观察两鼠直至死亡,记录各鼠的存活时间。

【结果】　综合各实验组实验结果,分别计算出给药组和对照组小白鼠的平均存活时间,再用下式求得存活时间延长百分率。

$$存活时间延长百分率 = \frac{给药组平均存活时间 - 对照组平均存活时间}{对照组平均存活时间} \times 100\%$$

(贾旭峰)

实验十二　亚硝酸异戊酯的扩血管作用

【目的】
1. 观察亚硝酸异戊酯的扩血管作用。
2. 联系硝酸酯类药物的药理作用及临床应用。

【材料】　白色家兔 1 只(体重 1.5kg 左右)、亚硝酸异戊酯吸入剂 1 支(每安瓿 0.2ml)、家兔固定箱、血管钳、测量尺、纱布。

【方法】
1. 取白色家兔 1 只,称重,放入家兔固定箱内。将兔耳对着明亮处,观察并记录正常兔耳血管的粗细、颜色及密度,并用手试其温热程度。
2. 取亚硝酸异戊酯安瓿 1 支用纱布包裹,经血管钳夹碎后,立即用纱布紧贴于兔鼻处吸入给药。
3. 用药 1~2 分钟后,观察并记录家兔两耳皮肤的颜色、温度,以及兔耳血管的粗细和密度。

【结果】

观察项目	吸入亚硝酸异戊酯前	吸入亚硝酸异戊酯后
兔耳颜色		
血管粗细		
温度		

【注意事项】

1. 白色家兔耳血管分布清晰,便于观察。
2. 测定兔耳温度可用手感粗测。
3. 血管粗细和血管密度均应观察同一部位血管,以保持前后一致。

(徐 红)

实验十三 强心苷对离体蛙心的作用

【目的】

1. 观察强心苷对离体蛙心收缩强度、频率和节律的影响;观察钙离子与强心苷的协同作用。
2. 初步学会斯氏离体蛙心灌注方法。

【材料】 青蛙、1%氯化钙、0.025%毒毛花苷K(或0.02%毛花苷丙)、任氏液(Ringer's)或低钙任氏液(钙含量为任氏液的1/4)、智能化药理生理监测仪、张力传感器、蛙板、蛙心夹、斯氏蛙心插管、铁支架、双凹夹、试管夹、手术器械、烧杯(50ml、5ml)、注射器(1ml)、吸管。

【方法】

1. 离体蛙心标本制备(斯氏法)

(1)取青蛙1只,用探针损毁脑及脊髓,仰位固定于蛙板上。开胸充分暴露心脏,剪开心包膜,结扎右主动脉,在左主动脉下穿线打一松结备用。

(2)在左主动脉上剪一"V"形口,插入盛有任氏液的蛙心插管,通过主动脉球转向左后方,同时用镊子轻提动脉球,向插管移动的反方向拉,即可使插管顺利进入心室。见到插管内的液面随着心搏上下波动后,将松结扎紧并固定。

(3)剪断左右主动脉,持插管提起心脏,用线自静脉窦以下把其余血管一起结扎(切勿损伤静脉窦),在结扎处以下剪断血管,制成斯氏离体心脏标本。

(4)用吸管多次吸换插管内的任氏液,反复冲洗至无色,保留约1ml的液量。

2. 给药及记录方法 用系有长线的蛙心夹夹住心尖,线的另一端连接传感器,接通智能化药理生理监测仪,适当调节张力,描记正常的心脏搏动曲线(灵敏度1mV/cm,纸速0.5mm/s),然后按下列顺序加药,并注意观察心率、振幅和节律的变化。

(1)换低钙任氏液,制作心功能不全病理模型。

(2)待心肌收缩明显减弱时,向插管内滴加0.025%毒毛花苷K 0.1~0.2ml,观察其强心作用。

(3)作用明显时,再向插管内加入1%氯化钙0.1ml。

(4)待作用稳定后,每隔30秒向插管内加0.025%毒毛花苷K 0.1ml,直至心脏停搏。

【结果】 记录实验结果,并计算心脏搏动曲线各段的振幅、频率和节律。

	任氏液	低钙任氏液	治疗量毒毛花苷K	氯化钙	中毒量
毒毛花苷K					
心搏振幅(mm)					
心率(次/分)					
心脏节律					

【注意事项】

1. 换药前后蛙心插管内的液体量应保持一致。

2. 强心苷过量中毒时可出现房室传导阻滞、心脏停搏及期前收缩等。

3. 青蛙对强心苷较敏感,故此实验宜选用青蛙,不宜选用蟾蜍。

(王 静)

实验十四 镁盐急性中毒及钙盐的解救作用

【目的】

1. 观察硫酸镁急性中毒的症状及钙盐的解救效应。

2. 学会兔耳静脉注射法。

【材料】 家兔 1 只、10% 硫酸镁溶液、5% 氯化钙溶液、婴儿秤、干棉球、乙醇棉球、5ml 注射器、10ml 注射器。

【方法】

1. 取家兔 1 只,称其体重,观察其活动及肌张力。

2. 由家兔耳缘静脉缓慢注射 10% 硫酸镁溶液 2ml/kg,观察所出现的症状。

3. 当家兔行动困难、低头卧倒时,立即从家兔耳缘静脉缓慢注射 5% 氯化钙溶液 4 ~ 8ml,直至四肢立起为止。抢救后可能再次出现麻痹,应再次给氯化钙。

【结果】

动物	体重(kg)	正常活动情况及肌张力	用硫酸镁后活动情况及肌张力	用氯化钙后活动情况及肌张力
兔				

(谭安雄)

实验十五 有机磷酸酯类中毒及解救

【目的】

1. 观察敌百虫(美曲磷酯)的中毒反应。

2. 观察和比较阿托品、碘解磷定的解毒效果。

3. 初步学会有机磷酸酯类中毒的解救方法。

【材料】 家兔 1 只、磅秤 1 台、5ml 注射器 3 支、量瞳尺 1 把、滤纸 1 张、血管钳 1 把、75% 乙醇棉球、干棉球、5% 敌百虫溶液、0.1% 硫酸阿托品注射液、2.5% 碘解磷定注射液。

【方法】

1. 取家兔 1 只,称其体重,观察并记录其呼吸频率、腺体分泌、肌张力、瞳孔大小、有无排便等情况。

2. 耳静脉注射 5% 敌百虫溶液 2.0ml/kg,观察上述各项指标的变化情况(若 20 分钟后仍无任何中毒症状,可追加注射 0.5ml/kg)。

3. 待中毒症状明显时,耳静脉注射 0.1% 硫酸阿托品注射液 1.0ml/kg。

4. 待阿托品应该解除的症状均已缓解后,观察并记录上述各项指标的变化。再由耳静脉注射 2.5% 碘解磷定注射液 2.0ml/kg,观察并记录上述各项指标的变化,比较两个解救药的解救效果。

【结果】

家兔	瞳孔直径(mm)	呼吸(次/分)	唾液分泌	大小便	肌震颤
用药前					
用敌百虫后					
用阿托品后					
用碘解磷定后					

【注意事项】

1. 敌百虫中毒症状出现稍慢(一般 20 分钟左右),必须待中毒症状明显后才进行解救(以瞳孔缩小到只有 3~4mm 为准)。

2. 记录唾液时用滤纸直接在兔口唇处按压 1 秒后,用笔圈出湿润范围的大小并写上观察序号以便前后比较。大小便可分别记录其有无及数量多少。

(贾旭峰)

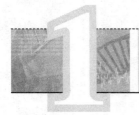

第二部分　药理学学习指导

第一章

绪　　言

【学习要点】

本章的重点是基本概念,重点掌握药物、药理学、药效学、药动学等概念。药物是人类与疾病作斗争的重要武器,但用药不当可出现不良反应。学习本课程的目的是在防治疾病的过程中能更好地发挥药物作用,减少不良反应。药理学知识繁杂,学习时要注意密切联系基础医学理论,以助理解药物作用;重点掌握药物的作用特点,以助正确选用药物;充分认识药物作用的两重性,以助提高疗效、避免或减少药物不良反应的发生;重视药理学实验,以助知识理解和能力的培养。

【测试练习】

一、名称解释

1. 药物

2. 药理学

3. 药效学

4. 药动学

二、填空题

1. 根据来源不同,可将药物分为_____、_____和_____三类。

2. 药理学的主要研究内容包括_____和_____两部分。

三、单项选择题

1. 药理学是研究

　　A. 药物效应动力学　　　B. 药物代谢动力学　　　C. 药物的学科

　　D. 与药物有关的生理科学　E. 药物与机体相互作用及其规律的学科

2. 药效学是研究

　　A. 药物的临床疗效　　　　　　　B. 药物疗效的途径

　　C. 如何改善药物质量　　　　　　D. 机体如何对药物进行处理

E. 药物对机体的作用及作用机制
3. 药动学是研究
  A. 机体如何对药物进行处理　　　　B. 药物如何影响机体
  C. 药物发生动力学变化的原因　　　D. 合理用药的治疗方案
  E. 药物效应动力学

四、问答题

简述药理学的学科任务。

【参考答案】

一、名称解释

1. 可以改变或查明机体的生理功能及病理状态,可用于预防、诊断、治疗疾病的化学物质。

2. 研究药物与机体(包括病原体)间相互作用及其规律的学科。

3. 研究药物对机体的作用及机制,包括药物的药理作用、临床应用和不良反应等的科学。

4. 研究机体对药物的作用及规律,即包括药物的体内过程及药物在体内随时间而变化的动态规律的科学。

二、填空题

1. 天然药物;化学合成药物;基因工程药物

2. 药物效应动力学;药物代谢动力学

三、单项选择题

1. E;2. E;3. A

四、问答题

药理学的学科任务是阐明药物的作用及其作用机制,为临床合理用药、防治不良反应提供理论依据;研究开发新药,发现老药新用途;探索生命现象的本质和揭示疾病发生、发展的规律。

（王开贞）

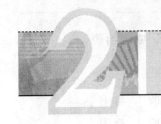

第二章

药物代谢动力学

【学习要点】

学好药物代谢动力学的基本理论和基本知识,将有助于对各类药物的学习。本章重点是基本概念、药物体内过程的组成环节及影响因素。重点掌握药物的代谢和排泄。代谢药物的酶系包括专一性酶和非专一性酶,两者特点不同。肝药酶的活性常受药物的影响,故经肝代谢的药物与肝药酶诱导剂或肝药酶抑制剂合用时,应注意调整剂量。药物排泄的主要器官是肾,肾功能不全时,应慎用或禁用经肾排泄的药物。

【测试练习】

一、名称解释

1. 首关消除
2. 药酶诱导剂
3. 药酶抑制剂
4. 血浆半衰期
5. 生物利用度
6. 表观分布容积
7. 稳态血药浓度
8. 恒比消除
9. 恒量消除

二、填空题

1. 弱酸性药物在弱碱性环境中,解离度_____,分子极性_____,脂溶性_____,被动转运_____。

2. 药酶抑制剂可使肝药酶活性_____,导致经肝代谢药物在体内停留时间_____,血药浓度_____,药理活性_____,毒性_____。

3. 药物在体内的消除动力学可分为_____和_____两种方式。

4. 经胆汁排泄的药物被排入肠道后,可被重吸收而形成_____,使作用时间_____,排泄速度_____。

5. 稳态浓度是指_____速度与_____速度相等时的血浆药物浓度。

三、单项选择题

1. 药物最常用的给药方法是
   A. 口服给药
   B. 舌下给药
   C. 直肠给药
   D. 肌内注射
   E. 皮下注射

2. 气体、易挥发的药物或气雾剂适宜

   A. 直肠给药　　　　　　　　　B. 舌下给药　　　　　　　　　C. 吸入给药

   D. 鼻腔给药　　　　　　　　　E. 口服给药

3. 酸化尿液,可使弱碱性药物经肾排泄时

   A. 解离↑、再吸收↑、排出↓　　　　　　　B. 解离↓、再吸收↑、排出↓

   C. 解离↓、再吸收↓、排出↑　　　　　　　D. 解离↑、再吸收↓、排出↑

   E. 解离↑、再吸收↓、排出↓

4. 当以1个半衰期为给药间隔时间恒量给药时,经给药几次血中药物浓度可达到坪值

   A. 1 次　　　　　　　　　　　B. 2 次　　　　　　　　　　　C. 3 次

   D. 4 次　　　　　　　　　　　E. 5 次

5. 药物的半衰期长,则说明该药

   A. 作用快　　　　　　　　　　B. 作用强　　　　　　　　　　C. 吸收少

   D. 消除慢　　　　　　　　　　E. 消除快

6. 药酶诱导剂对药物代谢的影响是

   A. 药物在体内停留时间延长　　　　　　　B. 血药浓度升高

   C. 代谢加快　　　　　　　　　　　　　　D. 代谢减慢

   E. 毒性增大

7. 弱酸性药物在碱性环境中

   A. 解离度降低　　　　　　　　B. 脂溶性增加　　　　　　　　C. 易透过血脑屏障

   D. 易被肾小管重吸收　　　　　E. 经肾排泄加快

8. 关于药物与血浆蛋白结合后的叙述,错误的是

   A. 药物之间具有竞争蛋白结合的置换现象

   B. 暂时失去药理活性

   C. 不易透过生物膜转运

   D. 结合是可逆的

   E. 使药物毒性增加

9. 关于药酶诱导剂的叙述,错误的是

   A. 能增强药酶活性　　　　　　　　　　　B. 加速其他经肝代谢药物的代谢

   C. 使其他药物血药浓度升高　　　　　　　D. 使其他药物血药浓度降低

   E. 苯妥英钠是肝药酶诱导剂之一

10. 影响药物分布的因素不包括

   A. 药物与组织的亲和力　　B. 吸收环境　　　　　　　C. 体液的 pH

   D. 血脑屏障　　　　　　　E. 药物与血浆蛋白结合率

11. 关于药酶抑制剂的叙述,错误的是

   A. 可使药物在体内消除减慢　　　　　　　B. 可使血药浓度上升

   C. 可使药物药理活性减弱　　　　　　　　D. 可使药物毒性增加

   E. 可使药物药理活性增强

12. 药物的半衰期取决于

   A. 吸收速度　　　　　　　　　B. 消除速度　　　　　　　　　C. 血浆蛋白结合率

   D. 剂量　　　　　　　　　　　E. 零级或一级消除动力学

13. 某药物的半衰期为 9.5 小时,一次给药后,药物在体内基本消除的时间约为

    A. 9 小时　　　　　　　　B. 1 天　　　　　　　　C. 1.5 天

    D. 2 天　　　　　　　　　E. 5 天

14. 经肝代谢的药物与药酶抑制剂合用后,其效应

    A. 减弱　　　　　　　　　B. 增强　　　　　　　　C. 无变化

    D. 被消除　　　　　　　　E. 不确定

15. 关于药物体内排泄的叙述,错误的是

    A. 药物经肾小球滤过,经肾小管排出

    B. 有肝肠循环的药物影响排出时间

    C. 有些药物可经肾小管分泌排出

    D. 弱酸性药物在酸性尿液中排出多

    E. 极性大的药物易排出

16. A、B 两药竞争性与血浆蛋白结合,单用 A 药时血浆 $t_{1/2}$ 为 5 小时,A、B 两药合用后 $t_{1/2}$ 应是

    A. <5 小时　　　　　　　B. >5 小时　　　　　　　C. =5 小时

    D. >10 小时　　　　　　　E. >15 小时

17. 某药物 $t_{1/2}$ 为 12 小时,按 1 个 $t_{1/2}$ 为给药间隔时间,达坪值的时间应为

    A. 0.5 天　　　　　　　　B. 1 天　　　　　　　　C. 1.5 天

    D. 2.5 天　　　　　　　　E. 5 天

18. 关于生物利用度的叙述,错误的是

    A. 指药物被机体吸收利用的程度

    B. 指药物被机体吸收和消除的程度

    C. 生物利用度高表明药物吸收良好

    D. 以 F 表示之

    E. 是检验药品质量的指标之一

19. 已知某药按一级动力学消除,上午 9 时测得的血药浓度为 100mg/L,晚 6 时测得的血药浓度为 12.5mg/L,请推算该药的半衰期为

    A. 4 小时　　　　　　　　B. 2 小时　　　　　　　C. 6 小时

    D. 3 小时　　　　　　　　E. 9 小时

20. 肾功能不全时,用药时需要减少剂量的是

    A. 所有的药物　　　　　　　　　　B. 主要从肾排泄的药物

    C. 主要在肝代谢的药物　　　　　　D. 主要从胆汁排泄的药物

    E. 自胃肠吸收的药物

21. 硝酸甘油口服后可经门静脉进入肝,再进入体循环的药量约 10%,这说明该药

    A. 活性低　　　　　　　　B. 效能低　　　　　　　C. 首关消除显著

    D. 排泄快　　　　　　　　E. 分布广

22. 丙磺舒与青霉素合用,可增加后者的疗效,原因是

    A. 在杀菌作用上有协同作用　　　　B. 两者竞争肾小管的分泌通道

    C. 对细菌代谢有双重阻断作用　　　　D. 延缓耐药性产生

    E. 药物排泄速度减慢

23. 患者,男,43 岁。患冠心病,近期心绞痛频发,医生给予硝酸甘油,并特别嘱其要舌

下含服,而不采用口服,这是因为

  A. 可使毒性反应降低 B. 防止耐受性产生 C. 可使副作用减小

  D. 避开首关消除 E. 防止产生耐受性

24. 患者,男,26 岁。服碳酸锂过量,测得患者血药浓度为 100mg/L。已知半衰期为 24 小时,表观分布容积为 50L,此时患者体内总药量为

  A. 5g B. 0.5g C. 10g

  D. 8g E. 80g

25. 患者,男,56 岁。心慌、气短、呼吸困难,心率 120 次/分,口唇发绀,颈静脉怒张,肝脾大,下肢水肿,给予地高辛一日 0.25mg 治疗。已知地高辛的半衰期为 1.5 天,口服吸收率为 90%,估计患者约需经多长时间上述症状可以得到改善

  A. 3 天 B. 4 天 C. 7 天

  D. 10 天 E. 14 天

26. 患者,女,42 岁。慢性心功能不全患者,医嘱为地高辛每日 0.25mg 口服,并嘱其连续用药期间须选择同一药厂、同一剂型,最好为同一批号的产品,这是因为

  A. 生物利用度相对稳定,可确保疗效,又不致中毒

  B. 利益驱动有关

  C. 为厂家推销产品

  D. 更换其他药厂的产品无效

  E. 医生用药习惯

(27～28 题共用题干)

患者,男,72 岁。误服大量苯巴比妥后出现昏迷、呼吸抑制、反射减弱等症状,家属送来急诊就医。

27. 抢救此患者时应用何种药物以促进苯巴比妥排泄

  A. 碱性药 B. 酸性药 C. 大分子药物

  D. 小分子药物 E. 与血浆蛋白结合率高的药物

28. 该药物可影响苯巴比妥

  A. 吸收 B. 分布 C. 代谢

  D. 排泄 E. 储存

(29～31 题共用题干)

患者,女,50 岁。因误服巴比妥类药(酸性药)后,医嘱给予碳酸氢钠静脉滴注。

29. 应用碳酸氢钠的目的是

  A. 加速巴比妥类药排泄 B. 促进巴比妥类药生物转化过程

  C. 防止巴比妥类药蓄积 D. 减少后遗效应

  E. 产生协同作用

30. 巴比妥类药中毒给予碳酸氢钠静脉滴注的理论依据是

  A. 干扰机体酶的活性

  B. 缩短半衰期

  C. 影响细胞膜离子通道

  D. 碱化尿液和血液可减少毒物吸收,促进排泄

  E. 防止进入血脑屏障

31. 为减少巴比妥类药吸收,洗胃液应选用
  A. 5%醋酸　　　　B. 2%~4%碳酸氢钠　　　　C. 蛋清
  D. 葡萄糖　　　　E. 牛奶

四、问答题

1. 何为血浆半衰期?有何临床意义?
2. 何为药酶诱导剂?有何临床意义?

五、案例分析

患者,女,51岁。因癫痫全身性强直阵挛发作,长期使用苯妥英钠,每天口服300mg,血药浓度监测为19.3mg/L。10天前因斑疹伤寒加用了氯霉素,近日感觉眼震、眩晕、复视,血药浓度检测为28.4mg/L。试说明产生此种现象的原因,此现象如何防治?

【参考答案】

一、名称解释

1. 由胃肠道吸收的药物,经门静脉进入肝,有些药物首次通过肝时即被转化灭活,使进入体循环的药量减少,药效降低。
2. 能使肝药酶活性增强或合成增加的药物。
3. 能使肝药酶活性减弱或合成减少的药物。
4. 血浆药物浓度下降一半所需要的时间。
5. 药物被机体吸收利用的程度。
6. 是假设药物在血浆和组织内分布达到平衡时,按照血药浓度(C)推算体内药物总量(A)在理论上应占有的体液容积。
7. 恒比消除或恒量消除的药物连续恒速或分次恒量给药时,当给药速度大于消除速度时,血药浓度会逐渐增高,体内药物蓄积;当给药速度等于消除速度时,血药浓度维持在一个相对稳定的水平。
8. 单位时间内体内药量以恒定比例消除,又称一级动力学消除。
9. 单位时间内体内药量以恒量消除,又称零级动力学消除。

二、填空题

1. 大;大;小;难
2. 降低;延长;上升;增强;增大
3. 一级消除动力学;零级消除动力学
4. 肝肠循环;延长;减慢
5. 消除;给药

三、单项选择题

1. A;2. C;3. D;4. E;5. D;6. C;7. E;8. E;9. C;10. B;11. C;12. B;13. D;14. B;15. D;16. B;17. D;18. B;19. D;20. B;21. C;22. B;23. D;24. A;25. C;26. A;27. A;28. D;29. A;30. D;31. B

四、问答题

1. 药物的血浆半衰期是指血药浓度下降一半所需要的时间。血浆半衰期的临床意义是:①用来制订合理的给药间隔时间。在临床上,根据药物的半衰期决定给药间隔时间,既

可保证血药浓度维持在满意治疗水平,又可避免毒性反应的发生。大多数药物的给药间隔时间约为 1 个半衰期。②估计药物达到稳态血药浓度的时间。重复恒量给药,经过 5 个半衰期,血药浓度可达稳态血浓度的 97% 左右,这时可认为药物已在体内达到有效血浓度。③估计体内药物或毒物的残留量。在药物或毒物中毒时,经过 5 个半衰期体内药物或毒物消除可达 97% 左右,这时可认为体内药物或毒物已基本消除。

2. 能增强药酶活性或使药酶合成增多的药物称为药酶诱导剂。临床上药酶诱导剂可加速合用药物的代谢,降低合用药的血药浓度和药效。

五、案例分析

氯霉素为肝药酶抑制剂,可使肝药酶活性降低,使经肝代谢的苯妥英钠代谢减少,使苯妥英钠血药浓度增高,出现眼震、眩晕、复视等毒性反应。此时应减少苯妥英钠的剂量。

(王开贞)

第三章

药物效应动力学

【学习要点】

学好本章内容有助于今后各章的学习。该章的重点是基本概念和基本理论。药物作用和药理效应是常用的两个概念,一般情况下两者常通用。药物的基本作用是兴奋或抑制。按照作用方式,药物作用可分为直接作用和间接作用;按照作用部位可分为局部作用和吸收作用;多数情况下,药物作用的选择性与药物作用的特异性有关。药物作用具有两重性,即对任何有益的治疗作用和对人体无益甚至有害的不良反应。不良反应种类多,包括有副作用、毒性反应、后遗效应、继发反应、停药反应、变态反应、特异质反应、耐受性和依赖性。临床用药时,应最大限度地发挥药物治疗作用,尽可能减少或降低不良反应。

【测试练习】

一、名称解释

1. 药物作用的选择性
2. 治疗量
3. 常用量
4. 不良反应
5. 治疗指数
6. 耐受性
7. 受体激动药
8. 受体拮抗药
9. 局部作用
10. 吸收作用
11. 副作用
12. 毒性反应
13. 内在活性
14. 极量
15. 变态反应
16. 效能
17. 效价强度

二、填空题

1. 药物的三致作用包括_____、_____、_____。
2. 与受体结合引起生物效应,须具备的两个条件是_____和_____。
3. 长期应用受体激动药,可使相应受体数目_____,称为受体_____,从而使药物作用_____,表现为耐受性。而受体增敏则为某些药物停药后出现_____现象的原因。
4. 药物与受体结合的能力称为_____,药物激活受体的能力称为_____。据此将与受体结合呈现作用的药物分为_____、_____和_____三类。
5. 药物剂量(或血药浓度)与药理效应的关系称_____;药物作用时间与药理效应的关系称_____。

三、单项选择题

1. 青霉素治疗肺部感染是

    A. 对因治疗   B. 对症治疗   C. 局部治疗

    D. 全身治疗   E. 直接治疗

2. 关于受体部分激动药的叙述,错误的是

    A. 药物与受体有亲和力

    B. 药物与受体有较弱的内在活性

    C. 单独使用有较弱的受体激动效应

    D. 与受体激动药合用则增强激动药的效应

    E. 具激动药和拮抗药的双重特点

3. 下列药物中,治疗指数最大的药物是

    A. A 药的 $LD_{50}=50mg$, $ED_{50}=100mg$

    B. B 药的 $LD_{50}=100mg$, $ED_{50}=50mg$

    C. C 药的 $LD_{50}=500mg$, $ED_{50}=250mg$

    D. D 药的 $LD_{50}=50mg$, $ED_{50}=10mg$

    E. E 药的 $LD_{50}=100mg$, $ED_{50}=25mg$

4. 少数患者应用小剂量药物就产生较强的药理作用,甚至引起中毒,称为

    A. 习惯性   B. 后天耐受性   C. 成瘾性

    D. 选择性   E. 高敏性

5. A 药比 B 药安全,正确的依据是

    A. A 药的 LD_{50}/ED_{50} 比 B 药大   B. A 药的 LD_{50} 比 B 药小

    C. A 药的 LD_{50} 比 B 药大   D. A 药的 ED_{50} 比 B 药小

    E. A 药的 ED_{50} 比 B 药大

6. 关于药物副作用的叙述,错误的是

    A. 危害多不严重   B. 多因剂量过大引起

    C. 与防治作用同时出现   D. 可预知

    E. 与防治作用可相互转化

7. 关于毒性反应的叙述,错误的是

    A. 治疗量时产生   B. 多因剂量过大引起

    C. 危害多较严重   D. 临床用药时应尽量避免毒性反应出现

    E. 三致反应也属于毒性反应

8. 关于过敏反应的叙述,错误的是

    A. 严重时可致过敏性休克   B. 为一种病理性免疫反应

    C. 反应性质与药物作用和剂量无关   D. 不易预知

    E. 与剂量有关

9. 关于药物依赖性的叙述,错误的是

    A. 精神依赖性又称心理依赖性

    B. 分为躯体依赖性和精神依赖性

    C. 绝大多数具有依赖性的药物同时兼有精神依赖性和躯体依赖性

    D. 躯体依赖性又称心理依赖性

E. 一旦产生躯体依赖性,中断用药将产生戒断症状

10. 治疗指数是指
    A. ED_{95}/LD_5 的比值   B. ED_{90}/LD_{10} 的比值   C. ED_{50}/LD_{50} 的比值
    D. LD_{50}/ED_{50} 的比值   E. ED_{50} 与 LD_{50} 之间的距离

11. 服用巴比妥类药物后次晨的困倦、乏力现象属于
    A. 毒性反应   B. 副作用   C. 后遗效应
    D. 变态反应   E. 特异质反应

12. 药物产生的最大效应称为
    A. 阈剂量   B. 效能   C. 效价强度
    D. 治疗量   E. ED_{50}

13. 连续用药使机体对药物敏感性下降的现象称为
    A. 习惯性   B. 耐受性   C. 耐药性
    D. 成瘾性   E. 反跳现象

14. 患者,女,26 岁。患癫痫大发作就诊,医生处方用苯妥英钠100mg,一日 3 次,但患者擅自增加用量至每次 200mg,一日 3 次,服至第 8 天时,患者出现共济失调、头痛、精神错乱,与血药浓度过高有关,这种现象称为
    A. 反跳现象   B. 蓄积性中毒   C. 过敏反应
    D. 特异质反应   E. 后遗效应

15. 患者,男,37 岁。因过食生冷后出现腹泻、腹痛就诊,医生给予解痉药阿托品0.3mg,服药后腹痛、腹泻缓解,但患者感视物模糊、口干等,此不良反应属于
    A. 毒性反应   B. 依赖性   C. 耐受性
    D. 副作用   E. 变态反应

16. 患者,女,41 岁。患胃溃疡数年,近来发作加剧,伴有反酸,医生给予抗酸药氢氧化铝口服以中和胃酸,这种作用称为
    A. 选择作用   B. 局部作用   C. 吸收作用
    D. 预防作用   E. 对因治疗

17. 患者,男,56 岁。患顽固失眠症伴焦虑,长期服用地西泮,开始每晚服 5mg 即可入睡,半年后每晚服 10mg 仍不能入睡,这是因为机体对药物产生了
    A. 耐受性   B. 成瘾性   C. 继发反应
    D. 个体差异   E. 副作用

18. 糖尿病患者应用胰岛素治疗,此作用属于
    A. 补充治疗   B. 对症治疗   C. 对因治疗
    D. 安慰治疗   E. 应急治疗

19. 胸膜炎咳嗽应用镇咳药,此作用属于
    A. 心理治疗   B. 对因治疗   C. 对症治疗
    D. 预防作用   E. 局部作用

20. 某患者因伤寒高热,医生给予阿司匹林退热,此药物作用为
    A. 对症治疗   B. 对因治疗   C. 局部作用
    D. 预防作用   E. 局部作用

21. 患者,男,42 岁。因慢性支气管炎并发肺炎入院,医生给予氨苄西林静脉滴注,第 2

天患者出现药疹、皮肤瘙痒,该反应属于

    A. 副作用　　　　　　　B. 急性中毒　　　　　　C. 继发反应

    D. 药物过敏　　　　　　E. 特异质反应

22. 患者,女,43 岁。因患肺结核入院,医生给予抗结核病药链霉素治疗,1 个月后患者出现了耳鸣,继而听力丧失,该反应属于

    A. 副作用　　　　　　　B. 毒性反应　　　　　　C. 后遗作用

    D. 变态反应　　　　　　E. 继发反应

23. 患者,女,32 岁。妊娠 7 个月,近来常感乏力、倦怠等,血液化验显示血红蛋白 8g(低于正常)。医嘱给予铁剂治疗,其治疗目的是

    A. 对症治疗　　　　　　B. 对因治疗　　　　　　C. 预防作用

    D. 避免发生特异质反应　E. 减轻妊娠反应

(24 ~ 25 题共用题干)

患者,女,20 岁。因患大叶性肺炎,医嘱给予青霉素治疗,护士注入皮试液 5 分钟后患者出现呼吸困难、胸闷、面色苍白、皮肤瘙痒、发绀、脉搏细弱、血压下降、烦躁不安等反应。

24. 此反应属于

    A. 毒性反应　　　　　　B. 血清病型反应　　　　C. 呼吸道过敏反应

    D. 过敏性休克　　　　　E. 皮肤组织过敏反应

25. 发生此反应的原因是

    A. 药物剂量过大　　　　B. 患者的高敏性　　　　C. 产生戒断症状

    D. 患者为过敏体质　　　E. 继发反应

(26 ~ 28 题共用题干)

患者,男,38 岁。因破伤风入院,意识清醒,全身肌肉阵发性痉挛、抽搐。医生给予青霉素 + 抗毒素治疗。

26. 用青霉素的目的是为了发挥

    A. 局部作用　　　　　　B. 对因治疗　　　　　　C. 对症治疗

    D. 预防作用　　　　　　E. 选择作用

27. 使用青霉素前必须要

    A. 测血压　　　　　　　B. 做皮肤过敏试验　　　C. 记录尿量

    D. 安慰患者　　　　　　E. 查血常规

28. 患者用青霉素前采取此措施是为了避免

    A. 发生后遗效应　　　　B. 产生依赖性　　　　　C. 发生过敏反应

    D. 毒性反应　　　　　　E. 副作用

四、问答题

1. 试从药物与受体的相互作用论述激动药与拮抗药的特点。

2. 效价强度与效能在临床用药上有何意义?

3. 何为药物作用的选择性? 选择性有何意义?

五、案例分析

患者,女,25 岁。患急性扁桃体炎,医嘱青霉素皮试,皮试 5 分钟后患者出现胸闷、气急、烦躁、出冷汗、面色苍白、脉细速、血压下降等,此时考虑患者可能出现什么情况?

【参考答案】

一、名称解释

1. 药物对机体不同组织器官的作用性质或作用强度方面的差异。

2. 介于最小有效量和极量之间的量。

3. 在治疗量中,大于最小有效量而小于极量、疗效显著而安全的剂量,为临床常用量。

4. 凡不符合用药目的或给患者带来不适甚至危害的反应。

5. 药物的半数致死量(LD_{50})与半数有效量(ED_{50})的比值。

6. 连续用药后机体对药物的反应性降低,必须增加药物剂量方可保持原有的药物效应。

7. 与受体有较强的亲和力又具有较强内在活性的药物。

8. 与受体有较强的亲和力但无内在活性的药物。

9. 药物吸收入血之前在用药部位产生的直接作用。

10. 药物从给药部位吸收入血后,分布到机体各组织、器官所呈现的作用。

11. 药物在治疗剂量时和治疗作用同时出现的、与治疗目的无关的作用。

12. 用药量过大或用药时间过长,药物在体内蓄积过多时发生的对机体的危害性反应。

13. 药物与受体结合后,激活受体产生特异药理效应的能力。

14. 能引起最大效应而不至于中毒的剂量,又称最大治疗量。

15. 药物作为抗原或半抗原,经接触致敏后所引发的病理性免疫反应,也称过敏反应。

16. 药物所能产生的最大效应。

17. 能引起等效反应的剂量。

二、填空题

1. 致癌;致畸;致突变

2. 亲和力;内在活性

3. 减少;脱敏;减弱;反跳

4. 亲和力;内在活性;受体激动药;受体拮抗药;部分受体激动药

5. 量效关系;时效关系

三、单项选择题

1. A;2. D;3. D;4. E;5. A;6. B;7. A;8. E;9. D;10. D;11. C;12. B;13. B;14. B;15. D;16. B;17. A;18. A;19. C;20. A;21. D;22. B;23. B;24. D;25. D;26. B;27. B;28. C

四、问答题

1. 受体激动药与受体既有亲和力,又有内在活性,能与受体结合,并激动受体而产生效应;受体拮抗药与受体只有亲和力,没有内在活性,与受体结合后可阻断受体与激动药的结合。

2. 在临床上达到效能后,再增加药量其效应不再继续上升。因此,不可能通过不断增加剂量的方式获得不断增加效应的效果。效价强度反映药物与受体的亲和力,其值越小,则强度越大,在临床上产生等效反应所需剂量越小。

3. 多数药物在一定剂量下只对机体某些组织或器官产生明显的作用,而对其他组织或器官的作用不明显或无作用,这种作用称为药物的选择作用。选择性作用具有重要的临床意义,一般地说,选择性高的药物针对性强,可以准确地治疗某些疾病,不良反应少;选择性低的药物作用广泛,针对性差,副作用多。

五、案例分析

患者可能出现了过敏性休克。

（王开贞）

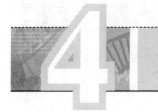

第四章

影响药物作用的因素

【学习要点】

学好本章内容将有助于全面了解影响药物作用的因素,以便在临床做到合理用药和安全用药。机体方面的影响因素包括年龄、性别、个体差异、病理状态和心理与精神因素;药物方面的因素包括药物的化学结构、剂量和制剂;给药方法方面的因素包括给药途径、给药时间和次数、药物的相互作用。

【测试练习】

一、名称解释

1. 协同作用   3. 配伍禁忌

2. 拮抗作用

二、填空题

1. 催眠药应在_____服用,助消化药物需_____或_____服,驱肠虫药宜在_____或_____时服用,对胃肠道有刺激性的药物宜在_____服用。

2. 两种或两种以上的药物同时或先后应用称为_____或_____。临床联合用药的目的是_____、_____或_____。

三、单项选择题

1. 对同一药物来讲,下列说法错误的是

 A. 在一定范围内,剂量越大,作用越强

 B. 对不同个体来说,用量相同,作用不一定相同

 C. 用于女性时效应可能与男性有别

 D. 成人应用时,年龄越大,用量应越大

 E. 小儿应用时,体重越重,用量应越大

2. 先天性遗传异常对药物代谢动力学的影响主要表现在

 A. 口服吸收速度改变   B. 药物体内生物转化异常

 C. 药物体内分布变化   D. 肾排泄速度改变

 E. 药物转运速度改变

3. 关于药物的叙述,错误的是

 A. 几乎所有药物均能穿透胎盘屏障,故妊娠期间应禁用可能致畸的药物

  B. 有的药物给药途径不同,其作用性质也可不同

  C. 当肾功能不全时,应禁用或慎用有肾毒性的药物

  D. 由肾小管主动分泌排泄的药物之间可有竞争性抑制现象

  E. 药物的蓄积均对机体有害

4. 利用药物的拮抗作用,其目的是

  A. 增加疗效
        B. 解决个体差异问题

  C. 使药物原有作用减弱
     D. 减少不良反应

  E. 延长药物作用时间

5. 6-磷酸葡萄糖脱氢酶缺乏的患者使用磺胺甲噁唑后发生溶血反应,此反应与下列何种因素有关

  A. 过敏体质
      B. 遗传
        C. 年龄

  D. 病理因素
      E. 毒性反应

(6～7 题共用题干)

  患者,女,47 岁。因患失眠症,医嘱给予地西泮,开始每晚服用地西泮 5mg 即可入睡,但 3 个月后再服用此量却无法入睡。

6. 这是因为机体对药物产生了

  A. 耐受性
      B. 成瘾性
        C. 毒性反应

  D. 副作用
      E. 继发反应

7. 该患者服用的药物属于

  A. 麻醉药品
      B. 精神药品
       C. 非处方药

  D. 医疗用毒性药品
    E. 解毒药

(8～9 题共用题干)

  患者,男,47 岁。近 5 个月来出现无痛性、间歇性便后有鲜红色血,近期出现面色苍白、倦怠乏力、食欲缺乏、心悸等症状,遂来医院就医,医生诊断为痔疮,给予硫酸亚铁、维生素 C 治疗,并嘱其不要同时喝浓茶。

8. 维生素 C 对铁剂的影响是

  A. 促进铁剂吸收
      B. 影响铁剂吸收

  C. 减轻铁剂对胃肠道的刺激
    D. 减少铁剂代谢,增强其作用

  E. 减少铁剂的不良反应

9. 浓茶对铁剂的影响是

  A. 促进铁剂吸收
      B. 减少铁剂吸收

  C. 减轻铁剂对胃肠道的刺激
    D. 减少铁剂代谢,增强其作用

  E. 减少铁剂的不良反应

四、问答题

举例说明给药时间不同也可影响药物作用。

【参考答案】

一、名称解释

1. 联合用药时,若药物效应增强。

2. 联合用药时,若药物效应减弱。

3. 药物在体外配伍时所发生的物理性的或化学性的相互作用,并有可能使疗效降低或毒性增大的现象。

二、填空题

1. 睡前;饭前;饭时;空腹;半空腹;饭后

2. 联合用药;配伍用药;增强疗效;降低不良反应;延缓耐药性产生

三、单项选择题

1. D;2. B;3. E;4. D;5. B;6. A;7. B;8. A;9. B

四、问答题

给药时间不同也可影响药物作用,何时用药可视病情需要而定。一般情况下,餐前服药吸收较好,餐后服用可减少药物对胃肠道的刺激作用。催眠药宜在临睡前服用,降血糖药胰岛素应在餐前给药。受生物节律影响的药物则应按其节律用药,如糖皮质激素长期应用时,应采取隔日早上一次给药,以减少药物对肾上腺皮质功能的抑制;强心苷治疗心功能不全,夜间用药敏感;硝酸甘油抗心绞痛的作用早晨强于午后。

（王开贞）

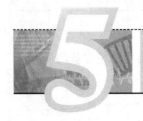

第五章

传出神经系统药理概论

【学习要点】

掌握受体的分布及其效应,将有助于传出神经系统药物的学习。受体的分布及其效应是本章的重点,尤其是 M 受体和 β 受体的分布及其效应。M 受体激动时,主要可引起心脏抑制、内脏平滑肌收缩、瞳孔缩小、血管扩张、腺体分泌增加等。β 受体激动时,主要可引起心脏兴奋、支气管平滑肌松弛、骨骼肌血管和冠状血管舒张、糖原和脂肪分解等。

【测试练习】

一、名称解释

1. M 样作用　　　　　　　　　　　　2. β 样作用

二、填空题

1. 乙酰胆碱作用的消除方式是_____;去甲肾上腺素作用的消除的主要方式是_____。

2. M 受体兴奋时,可引起心脏_____、瞳孔_____、胃肠平滑肌_____、腺体分泌_____。

3. β 受体激动时,可引起心脏_____、支气管平滑肌_____、骨骼肌血管和冠状血管_____、糖原、脂肪_____。

4. 传出神经系统药物的作用方式有_____和_____。

三、单项选择题

1. 突触间隙的 ACh 消除的主要方式是

　　A. MAO 灭活　　　　　　B. COMT 灭活　　　　　　C. AChE 灭活

　　D. 磷酸二酯酶灭活　　　　E. 神经末梢再摄取

2. 激动后可引起支气管平滑肌松弛的受体是

　　A. M 受体　　　　　　　B. α_1 受体　　　　　　C. α_2 受体

　　D. β_1 受体　　　　　　　E. β_2 受体

3. 去甲肾上腺素能神经兴奋引起的效应不包括

　　A. 心脏兴奋　　　　　　　　　　B. 胃肠平滑肌收缩

　　C. 支气管平滑肌松弛　　　　　　D. 皮肤黏膜和内脏血管收缩

　　E. 瞳孔扩大

4. β_2 受体兴奋可引起
   A. 瞳孔缩小
   B. 胃肠平滑肌收缩
   C. 支气管平滑肌松弛
   D. 腺体分泌增加
   E. 皮肤血管收缩

5. 胆碱能神经不包括
   A. 部分交感神经节前纤维
   B. 部分副交感神经节前纤维
   C. 部分副交感神经节后纤维
   D. 大部分交感神经节后纤维
   E. 运动神经

6. M 受体激动不会引起
   A. 血压升高
   B. 心率减慢
   C. 胃肠平滑肌收缩
   D. 瞳孔括约肌收缩
   E. 腺体分泌增加

7. 属于去甲肾上腺素能神经的是
   A. 绝大部分交感神经节后纤维
   B. 交感神经节前纤维
   C. 副交感神经节后纤维
   D. 交感神经节前纤维
   E. 运动神经

8. N_M 受体兴奋可引起
   A. 神经节兴奋
   B. 骨骼肌收缩
   C. 支气管平滑肌收缩
   D. 心脏抑制
   E. 胃肠平滑肌收缩

四、问答题

1. M 受体兴奋可产生哪些效应？
2. β 受体兴奋可产生哪些效应？

【参考答案】

一、名称解释

1. M 受体激动时,可引起心脏抑制、内脏平滑肌收缩、瞳孔缩小、血管扩张、腺体分泌增加等效应。

2. β 受体激动时,可引起心脏兴奋、支气管平滑肌松弛、骨骼肌血管和冠状血管舒张、糖原和脂肪分解等效应。

二、填空题

1. 胆碱酯酶水解;再摄取
2. 抑制;缩小;收缩;增加
3. 兴奋;松弛;舒张;分解
4. 直接作用于受体;影响递质

三、单项选择题

1. C;2. E;3. B;4. C;5. D;6. A;7. A;8. B

四、问答题

1. 心脏抑制、内脏平滑肌收缩、瞳孔缩小、血管扩张、腺体分泌增加等。
2. 心脏兴奋、支气管平滑肌松弛、骨骼肌血管和冠状血管舒张、糖原和脂肪分解等。

（秦红兵）

第六章

拟胆碱药

【学习要点】

复习 M 受体激动的效应。

学习本章以药物的作用机制及对不同部位受体的作用为线索,重点掌握药物为毛果芸香碱和新斯的明。毛果芸香碱为直接激动 M 受体的药物,可降低眼压,眼局部用药用于治疗青光眼。新斯的明为胆碱酯酶抑制药,可减少乙酰胆碱的破坏,产生 M 样作用和 N 样作用,其特点为对骨骼肌的作用特别强,主要用于治疗重症肌无力;另外,也可用于术后腹气胀和尿潴留。新斯的明的不良反应和禁忌证主要与其对不同部位受体的过度兴奋作用有关,药物过量可引起"胆碱能危象"。

【测试练习】

一、名称解释

调节痉挛

二、填空题

1. 毛果芸香碱对眼睛的作用是_____、_____、_____,临床主要用于治疗_____。

2. 新斯的明的临床应用主要有_____、_____、_____、_____。

3. 新斯的明禁用于_____、_____、_____。

4. 治疗重症肌无力可选用_____,治疗青光眼可选用_____、_____和_____。

三、单项选择题

1. 毛果芸香碱滴眼可引起

   A. 缩瞳、升高眼压、调节痉挛　　　　　B. 缩瞳、降低眼压、调节麻痹

   C. 扩瞳、降低眼压、调节麻痹　　　　　D. 扩瞳、升高眼压、调节痉挛

   E. 缩瞳、降低眼压、调节痉挛

2. 眼部注射给药,用于人工晶状体植入、白内障摘除、角膜移植等需要缩瞳的眼科手术的药物是

   A. 新斯的明　　　　B. 卡巴胆碱　　　　C. 毛果芸香碱

   D. 乙酰胆碱　　　　E. 毒扁豆碱

3. 毛果芸香碱使瞳孔缩小是因为其能
   A. 激动虹膜括约肌上的 M 受体　　　　B. 激动虹膜辐射肌上的 α 受体
   C. 激动睫状肌上的 M 受体　　　　　　D. 激动睫状肌上的 α 受体
   E. 激动睫状肌上的 β 受体

4. 关于毛果芸香碱的叙述,正确的是
   A. 毛果芸香碱为 M 受体激动药
   B. 可抑制胆碱酯酶活性
   C. 可导致视近物模糊而视远物清楚
   D. 不易透过角膜,对眼的作用很弱
   E. 可用于治疗重症肌无力

5. 关于新斯的明的叙述,错误的是
   A. 对骨骼肌的兴奋作用最强　　　　　B. 为难逆性胆碱酯酶抑制药
   C. 可用于术后腹气胀和尿潴留　　　　D. 不易透过角膜,对眼的作用很弱
   E. 禁用于支气管哮喘患者

6. 新斯的明禁用于
   A. 青光眼　　　　　　B. 重症肌无力　　　　　　C. 机械性肠梗阻
   D. 术后尿潴留　　　　E. 高血压

7. 新斯的明最强大的作用是
   A. 促进腺体分泌　　　B. 心脏抑制　　　　　　　C. 瞳孔缩小
   D. 兴奋胃肠道平滑肌　E. 兴奋骨骼肌

8. 关于毒扁豆碱的叙述,正确的是
   A. 能直接激动 M 受体　　　　　　　　B. 对 M 受体的选择性强
   C. 为易逆性胆碱酯酶抑制药　　　　　　D. 可用于治疗重症肌无力
   E. 不引起调节痉挛

9. 患者,男,腹部手术后发生尿潴留,最好选用
   A. 卡巴胆碱　　　　　B. 乙酰胆碱　　　　　　　C. 毛果芸香碱
   D. 新斯的明　　　　　E. 毒扁豆碱

(10~12 题共用题干)

患者,男,39 岁。患有眼睑下垂、声音嘶哑、复视、表情淡漠、四肢无力、咀嚼、吞咽困难等。经检查,诊断为重症肌无力。

10. 该患者治疗药物应选用
    A. 乙酰胆碱　　　　　B. 卡巴胆碱　　　　　　　C. 毛果芸香碱
    D. 新斯的明　　　　　E. 毒扁豆碱

11. 使用该药物期间不宜合用的药物是
    A. 庆大霉素　　　　　B. 罗红霉素　　　　　　　C. 青霉素
    D. 阿莫西林　　　　　E. 头孢哌酮

12. 该药物过量可引起
    A. 机械性肠梗阻　　　B. 胆碱能危象　　　　　　C. 骨髓抑制
    D. 心脏毒性　　　　　E. 肝脏毒性

(13~15 题共用题干)

患者,女,22 岁。因剧烈眼胀、头痛、视力锐减就诊。经检查,患者眼压升高,诊断为急性闭角型青光眼。

13. 该患者治疗药物应选用
    A. 安贝氯铵　　　　　　B. 乙酰胆碱　　　　　　C. 毛果芸香碱
    D. 新斯的明　　　　　　E. 吡斯的明

14. 该药物常用的给药途径是
    A. 口服　　　　　　　　B. 肌内注射　　　　　　C. 皮下注射
    D. 静脉注射　　　　　　E. 滴眼

15. 该药物用药过量,可选用下列哪个药物对抗
    A. 毒扁豆碱　　　　　　B. 乙酰胆碱　　　　　　C. 新斯的明
    D. 阿托品　　　　　　　E. 肾上腺素

四、问答题

1. 毛果芸香碱为什么可以治疗青光眼? 滴眼时应注意什么?

2. 新斯的明的临床应用主要有哪些? 用药过量的主要不良反应有哪些?

五、案例分析

患者,女,45 岁。主诉:近日出现视物模糊,四肢无力,咀嚼、吞咽困难。检查:眼睑下垂,肌张力下降。诊断:重症肌无力。用药过程:溴新斯的明片一次 15mg,一日 3 次,口服。

请问以上用药是否合理? 为什么? 用药期间应注意哪些问题?

【参考答案】

一、名称解释

当药物激动睫状肌环状纤维上的 M 受体,使睫状肌向瞳孔中心方向收缩,悬韧带松弛,晶状体变凸,屈光度增加,从而使近物在视网膜上聚焦,视近物清楚而视远物模糊,这一作用称为调节痉挛。

二、填空题

1. 缩瞳;降低眼压;调节痉挛;青光眼

2. 重症肌无力;术后腹气胀和尿潴留;阵发性室上性心动过速;非除极化型肌松药过量中毒的解救

3. 机械性肠梗阻;机械性尿路梗阻;支气管哮喘

4. 新斯的明;卡巴胆碱;毛果芸香碱;毒扁豆碱

三、单项选择题

1. E;2. B;3. A;4. A;5. B;6. C;7. E;8. C;9. D;10. D;11. A;12. B;13. C;14. E;15. D

四、问答题

1. 毛果芸香碱能使前房角间隙扩大,利于房水回流,使眼压降低,从而缓解青光眼的症状。滴眼时应压迫内眦的鼻泪管开口,以免药液经鼻黏膜吸收引起全身不良反应。

2. 新斯的明主要用药治疗重症肌无力、术后腹气胀和尿潴留等。用药过量可引起"胆碱能危象",表现为肌无力症状加重,还可伴有大汗淋漓、大小便失禁、心动过速等,严重者可发生呼吸肌麻痹。

五、案例分析

合理。

溴新斯的明为胆碱酯酶抑制药,对骨骼肌有很强的兴奋作用,能有效改善肌无力的症状。用药期间注意观察患者肌无力症状的改善情况,如症状不能改善可适当调整用药量,同时注意防止用药过量引起"胆碱能危象"。

（秦红兵）

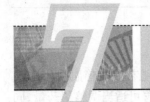

第七章

抗胆碱药

【学习要点】

复习 M 受体、N 受体激动的效应。

本章的重点掌握药物为阿托品。阿托品对 M 受体的选择性低,故其作用广泛,副作用多。阿托品的临床应用、不良反应及禁忌证等都与其作用有对应的关系。松弛内脏平滑肌,解除平滑肌痉挛,可用于各种内脏绞痛;抑制呼吸道腺体及唾液腺分泌,用于麻醉前给药,防止分泌物阻塞呼吸道及吸入性肺炎的发生;兴奋心脏,用于迷走神经过度兴奋所致的心动过缓、传导阻滞等缓慢性心律失常;扩张血管,解除小血管痉挛,增加组织的血液灌注量,改善微循环,用于感染性休克;阻断 M 受体,用于解救有机磷酸酯类中毒。阿托品的绝大多数作用与阻断 M 受体有关,扩血管作用与阻断 M 受体无关。山莨菪碱对胃肠平滑肌、血管平滑肌的解痉作用选择性高,主要用于胃肠绞痛、感染性休克。东莨菪碱用于麻醉前给药优于阿托品,此外,可用于预防晕动病和抗帕金森病。

【测试练习】

一、名称解释
调节麻痹
二、填空题
1. 阿托品对眼睛的作用是 _____、_____、_____,眼科可用于 _____、_____等。
2. 大剂量阿托品可以 _____血管,改善 _____,主要用于治疗 _____休克。
3. 阿托品对心脏有 _____作用,可用于治疗 _____和 _____。
4. 阿托品用于各种内脏绞痛,其对 _____和 _____疗效较好,而对 _____和 _____单用阿托品疗效较差,常与 _____合用以提高疗效。
5. 阿托品禁用于 _____、_____。
6. 山莨菪碱对 _____和 _____选择性高,常用于治疗 _____、_____。
7. 东莨菪碱可用于 _____、_____和 _____等。
8. 合成扩瞳药有 _____、_____等;合成解痉药有 _____。
9. 琥珀胆碱为 _____药,主要用于 _____和 _____等,不良反应有

_____、_____、_____和_____等。

10. 泮库溴铵为_____药,主要用于_____和_____等,其过量中毒可用_____解救。

三、单项选择题

1. 阿托品对眼睛的作用是
   A. 扩大瞳孔,升高眼压,视远物模糊
   B. 扩大瞳孔,升高眼压,视近物模糊
   C. 扩大瞳孔,降低眼压,视近物模糊
   D. 扩大瞳孔,降低眼压,视远物模糊
   E. 缩小瞳孔,升高眼压,视近物模糊

2. 用于房室传导阻滞的药物是
   A. 琥珀胆碱　　　　B. 毒扁豆碱　　　　C. 毛果芸香碱
   D. 阿托品　　　　　E. 泮库溴铵

3. 阿托品禁用于
   A. 支气管哮喘　　　B. 肠痉挛　　　　　C. 虹膜睫状体炎
   D. 中毒性休克　　　E. 青光眼

4. 下列药物中,过量中毒可用新斯的明解救的是
   A. 泮库溴铵　　　　B. 琥珀胆碱　　　　C. 毒扁豆碱
   D. 毛果芸香碱　　　E. 溴丙胺太林

5. 阿托品对下列症状无缓解作用的是
   A. 内脏绞痛　　　　B. 流涎出汗　　　　C. 骨骼肌震颤
   D. 心动过缓　　　　E. 大小便失禁

6. 关于阿托品的叙述,错误的是
   A. 可用于麻醉前给药　　　　B. 常用于感染性休克
   C. 可用于治疗缓慢性心律失常　　D. 常用于缓解支气管哮喘
   E. 治疗胆绞痛常与哌替啶合用

7. 大剂量阿托品治疗感染性休克,其理论依据是
   A. 收缩血管,升高血压　　　　B. 扩张小血管,改善微循环
   C. 扩张支气管,解除呼吸困难　　D. 兴奋心脏,增加心排血量
   E. 兴奋大脑皮质,使患者苏醒

8. 阿托品用于麻醉前给药,其目的是
   A. 增强麻醉效果　　　　B. 兴奋呼吸中枢
   C. 预防麻醉引起的低血压　　D. 使骨骼肌完全松弛
   E. 减少呼吸道腺体分泌

9. 与阿托品阻断 M 受体作用无关的效应是
   A. 扩大瞳孔,调节麻痹　　　　B. 抑制腺体分泌
   C. 扩张血管,改善微循环　　　　D. 松弛内脏平滑肌
   E. 兴奋心脏,加快心率

10. 具有较强的中枢抗胆碱作用,可用于抗帕金森病的药物是
    A. 阿托品　　　　　B. 山莨菪碱　　　　C. 东莨菪碱

D. 溴丙胺太林　　　　　　　　E. 哌仑西平

11. 阿托品的不良反应不包括
    A. 口干　　　　　　　　B. 排尿困难　　　　　　　C. 心悸
    D. 畏光　　　　　　　　E. 视远物模糊

12. 具有防晕止吐作用的药物是
    A. 阿托品　　　　　　　B. 新斯的明　　　　　　　C. 东莨菪碱
    D. 山莨菪碱　　　　　　E. 毒扁豆碱

13. 阿托品对下列平滑肌解痉效果最好的是
    A. 支气管平滑肌　　　　B. 胃肠道平滑肌　　　　　C. 胆道平滑肌
    D. 输尿管平滑肌　　　　E. 子宫平滑肌

14. 对胃肠道平滑肌解痉挛作用强而持久的阿托品合成代用品是
    A. 托吡卡胺　　　　　　B. 东莨菪碱　　　　　　　C. 琥珀胆碱
    D. 溴丙胺太林　　　　　E. 哌仑西平

15. 关于东莨菪碱的叙述,错误的是
    A. 中枢兴奋作用较强　　　　　　　B. 可用于麻醉前给药
    C. 可用于晕动病和帕金森病　　　　D. 抑制唾液分泌作用强
    E. 青光眼患者禁用

16. 具有扩瞳作用的药物是
    A. 托吡卡胺　　　　　　B. 溴丙胺太林　　　　　　C. 山莨菪碱
    D. 东莨菪碱　　　　　　E. 琥珀胆碱

17. 关于山莨菪碱的叙述,正确的是
    A. 对眼和腺体的作用强　　　　　　B. 易透过血脑屏障
    C. 可用于感染性休克　　　　　　　D. 常用于麻醉前给药
    E. 可用于抗帕金森病

18. 属于长效非除极化型肌松药的是
    A. 筒箭毒碱　　　　　　B. 琥珀胆碱　　　　　　　C. 山莨菪碱
    D. 溴丙胺太林　　　　　E. 泮库溴铵

19. 关于琥珀胆碱的叙述,错误的是
    A. 为除极化型肌松药　　　　　　　B. 可用于气管内插管及气管镜检查
    C. 可作为外科麻醉辅助用药　　　　D. 青光眼患者禁用
    E. 可引起血钾降低

(20～21 题共用题干)

患者,男,71 岁。受凉后突然感到左侧腰部疼痛,患者剧痛难忍、坐卧不安、捧腹弯腰、面色苍白、大汗淋漓。经检查,诊断为肾绞痛。

20. 该患者药物治疗应选用
    A. 阿托品　　　　　　　B. 山莨菪碱　　　　　　　C. 东莨菪碱
    D. 溴丙胺太林　　　　　E. 阿托品 + 哌替啶

21. M 受体阻断药的禁忌证是
    A. 肠痉挛　　　　　　　B. 支气管哮喘　　　　　　C. 虹膜睫状体炎
    D. 青光眼　　　　　　　E. 麻醉前给药

四、问答题

1. 阿托品临床应用的药理学基础是什么?
2. 山莨菪碱与阿托品比较有何特点?

五、案例分析

患者,男,79 岁。主诉:乏力、头晕、记忆力差、反应迟钝等。检查:心率 48 次/分,P-R 间期 0. 12 ~ 0. 25 秒。诊断:窦性心动过缓。用药过程:硫酸阿托品片一次 0. 3mg,一日 3 次,口服。请问以上用药是否合理? 为什么?

【参考答案】

一、名称解释

当药物阻断睫状肌上的 M 受体,睫状肌松弛而退向边缘,使悬韧带拉紧,晶状体变为扁平,屈光度降低,导致视远物清楚,视近物模糊不清,这一作用称为调节麻痹。

二、填空题

1. 扩瞳;升高眼压;调节麻痹;检查眼底;虹膜睫状体炎
2. 扩张;微循环;感染性
3. 兴奋;窦性心动过缓;房室传导阻滞
4. 胃肠绞痛;膀胱刺激症状;胆绞痛;肾绞痛;哌替啶
5. 青光眼;前列腺肥大
6. 胃肠平滑肌;血管平滑肌;胃肠绞痛;感染性休克
7. 麻醉前给药;晕动病;抗帕金森病
8. 后马托品;托吡卡胺;溴丙胺太林
9. 除极化型肌松;气管内插管及气管镜等检查;外科麻醉辅助用药;手术后肌痛;呼吸肌麻痹;眼压升高;血钾升高
10. 非除极化型肌松;手术维持肌松;气管插管;新斯的明

三、单项选择题

1. B;2. D;3. E;4. A;5. C;6. D;7. B;8. E;9. C;10. C;11. E;12. C;13. B;14. D;15. A;16. A;17. C;18. E;19. E;20. E;21. D

四、问答题

1. ①松弛内脏平滑肌,解除平滑肌痉挛,可用于各种内脏绞痛;②抑制呼吸道腺体及唾液腺分泌,用于麻醉前给药,防止分泌物阻塞呼吸道及吸入性肺炎的发生;③兴奋心脏,用于迷走神经过度兴奋所致的心动过缓、传导阻滞等缓慢性心律失常;④扩张血管,解除小血管痉挛,增加组织的血液灌注量,改善微循环,用于感染性休克;⑤阻断 M 受体,用于解救有机磷酸酯类中毒。

2. ①对中枢作用强且表现为抑制作用,随剂量增加依次为镇静、催眠、麻醉,但能兴奋呼吸中枢;②抑制腺体分泌、扩瞳和调节麻痹作用强于阿托品,而对心血管及内脏平滑肌作用较弱。

五、案例分析

合理。

阿托品为 M 受体阻断药,能解除迷走神经对心脏的抑制,使心率加快,可用于治疗窦性心动过缓。

(秦红兵)

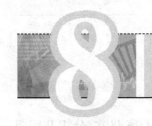

第八章

拟肾上腺素药

【学习要点】

复习 α 受体和 β 受体激动的效应。

学习本章以药物对不同部位受体的作用为线索,药物通过对不同受体的作用,从而产生不同的效应。肾上腺素能激动 α 和 β 受体,激动血管平滑肌上的 α_1 受体,可使血管收缩;激动心脏的 β_1 受体,可使心脏兴奋;激动支气管平滑肌上的 β_2 受体,使支气管平滑肌舒张。肾上腺素为抢救过敏性休克的首选药物。多巴胺能激动 α、β 和外周多巴胺受体,作用与肾上腺素相似,其特点是治疗量时能使肾血管舒张,可改善肾功能。麻黄碱能激动 α 和 β 受体,作用较肾上腺素弱,其特点是兴奋心脏、收缩血管、升高血压和舒张支气管的作用缓慢、温和而持久,中枢兴奋作用强。去甲肾上腺素主要激动 α 受体,对 β_1 受体作用较弱,对 β_2 受体几乎无作用,其特点是用药时间过长或剂量过大可使肾血管剧烈收缩,肾血流量急剧减少,易引起急性肾衰竭。间羟胺主要激动 α 受体,对 β_1 受体作用弱,其特点是收缩血管、升高血压的作用较弱而持久,不易引起急性肾衰竭和心律失常,常作为去甲肾上腺素的良好代用品。异丙肾上腺素对 β_1、β_2 受体均有强大的激动作用,其特点是对正位起搏点兴奋作用和缓解支气管痉挛作用强。

【测试练习】

一、填空题

1. 肾上腺素的临床应用包括_____、_____、_____、_____和_____等。

2. 多巴胺可以激动_____受体、_____受体和_____受体。

3. 与肾上腺素相比较,麻黄碱的特点是_____、_____、_____和_____。

4. 去甲肾上腺素的主要不良反应有_____和_____。

5. 与去甲肾上腺素比较,间羟胺的特点是_____、_____、_____和_____。

6. 去氧肾上腺素扩瞳作用机制是_____;阿托品的扩瞳作用机制是_____。

7. 异丙肾上腺素的临床应用包括_____、_____、_____和_____等。

8. 在拟肾上腺素药中,抢救过敏性休克首选_____;防治硬膜外麻醉引起的低血压选用_____;治疗急性肾衰竭选用_____;常作为去甲肾上腺素的良好代用品,用于各种休克早期的是_____。

二、单项选择题

1. 过量最易引起心律失常的药物是
   A. 去甲肾上腺素 　　　　B. 多巴胺 　　　　C. 肾上腺素
   D. 麻黄碱 　　　　E. 异丙肾上腺素

2. 氯丙嗪过量引起的低血压宜选用
   A. 肾上腺素 　　　　B. 异丙肾上腺素 　　　　C. 去甲肾上腺素
   D. 多巴胺 　　　　E. 麻黄碱

3. 肾上腺素与局麻药配伍应用的目的是
   A. 兴奋中枢,防止麻醉意外 　　　　B. 兴奋心脏,防止过敏性休克
   C. 局部血管收缩,减少局部出血 　　　　D. 延长局麻药作用时间,防止吸收中毒
   E. 收缩血管,升高血压

4. 关于肾上腺素的叙述,正确的是
   A. 口服易吸收 　　　　B. 可引起骨骼肌血管和冠状动脉舒张
   C. 不易引起心律失常 　　　　D. 不能采用心室内注射给药
   E. 可使血中游离脂肪酸降低

5. 对肾及肠系膜血管舒张作用最强的药物是
   A. 间羟胺 　　　　B. 多巴胺 　　　　C. 去甲肾上腺素
   D. 肾上腺素 　　　　E. 麻黄碱

6. 中枢兴奋作用最为明显,易引起失眠的药物是
   A. 去甲肾上腺素 　　　　B. 去氧肾上腺素 　　　　C. 麻黄碱
   D. 多巴胺 　　　　E. 间羟胺

7. 防治硬膜外和蛛网膜下隙麻醉引起的低血压宜选用
   A. 肾上腺素 　　　　B. 去甲肾上腺素 　　　　C. 多巴胺
   D. 异丙肾上腺素 　　　　E. 麻黄碱

8. 多巴胺舒张肾及肠系膜血管的机制是
   A. 阻断 α 受体 　　　　B. 激动 β_1 受体 　　　　C. 激动 β_2 受体
   D. 激动 DA 受体 　　　　E. 激动 M 受体

9. 关于麻黄碱的叙述,错误的是
   A. 口服易吸收 　　　　B. 作用弱而持久 　　　　C. 中枢兴奋作用显著
   D. 舒张肾血管作用强 　　　　E. 连续用药可发生快速耐受性

10. 治疗鼻黏膜肿胀常选用
    A. 肾上腺素滴鼻 　　　　B. 麻黄碱滴鼻 　　　　C. 多巴胺滴鼻
    D. 去甲肾上腺素滴鼻 　　　　E. 异丙肾上腺素滴鼻

11. 口服可用于治疗上消化道出血的药物是
    A. 去甲肾上腺素 　　　　B. 肾上腺素 　　　　C. 间羟胺
    D. 多巴胺 　　　　E. 异丙肾上腺素

12. 选择性激动 β_1 受体的药物是

A. 多巴胺 B. 沙丁胺醇 C. 麻黄碱
D. 间羟胺 E. 多巴酚丁胺

13. 用于扩瞳检查眼底的药物是
    A. 肾上腺素 B. 间羟胺 C. 去甲肾上腺素
    D. 去氧肾上腺素 E. 多巴酚丁胺

14. 治疗房室传导阻滞应选用
    A. 间羟胺 B. 多巴胺 C. 多巴酚丁胺
    D. 去甲肾上腺素 E. 异丙肾上腺素

15. 少尿或无尿的休克患者应禁用
    A. 肾上腺素 B. 异丙肾上腺素 C. 多巴胺
    D. 麻黄碱 E. 去甲肾上腺素

16. 治疗伴有心收缩力减弱及尿量减少的休克应选用
    A. 间羟胺 B. 肾上腺素 C. 麻黄碱
    D. 多巴胺 E. 去甲肾上腺素

17. 治疗支气管哮喘急性发作应选用
    A. 麻黄碱 B. 多巴胺 C. 去甲肾上腺素
    D. 去氧肾上腺素 E. 异丙肾上腺素

18. 去甲肾上腺素持续静脉滴注的主要不良反应是
    A. 肝衰竭 B. 心律失常 C. 骨髓抑制
    D. 呼吸抑制 E. 急性肾衰竭

19. 肾上腺素与异丙肾上腺素共同的适应证是
    A. 局部止血 B. 过敏性休克 C. 支气管哮喘
    D. 上消化道出血 E. 与局麻药伍用

20. 去甲肾上腺素治疗消化道出血时采用的给药方法是
    A. 皮下注射 B. 口服 C. 肌内注射
    D. 静脉注射 E. 静脉滴注

21. 溺水、麻醉和手术意外所致的心脏骤停宜选用
    A. 肾上腺素 B. 去甲肾上腺素 C. 去氧肾上腺素
    D. 多巴胺 E. 麻黄碱

(22~23 题共用题干)

患者,男,36 岁。咽痛、咳嗽、寒战、发热就诊,诊断为急性扁桃体炎,皮试注射青霉素后约 2 分钟,患者面色苍白、烦躁不安、脉搏细弱、血压降至 10/8kPa,并伴有呼吸困难。诊断为过敏性休克。

22. 抢救过敏性休克首选
    A. 肾上腺素 B. 去甲肾上腺素 C. 多巴胺
    D. 异丙肾上腺素 E. 间羟胺

23. 该药禁用于
    A. 支气管哮喘 B. 鼻出血 C. 系统性红斑狼疮
    D. 房室传导阻滞 E. 甲状腺功能亢进

三、问答题

1. 为什么过敏性休克首选肾上腺素?
2. 为什么多巴胺对伴有心肌收缩力减弱、尿量减少的休克疗效较好?
3. 间羟胺与去甲肾上腺素比较,主要有哪些特点?
4. 比较肾上腺素、去甲肾上腺素、异丙肾上腺素对血压的影响。

四、案例分析

患者,女,22 岁。患有精神分裂症,长期使用氯丙嗪,因药物使用不当引起血压下降。检查:血压 9.5/7kPa,心率 122 次/分。诊断:低血压。用药过程:盐酸肾上腺素一次 0.25mg,肌内注射。

请问以上用药是否合理? 为什么?

【参考答案】

一、填空题

1. 心脏骤停;过敏性休克;支气管哮喘;与局麻药配伍;局部止血
2. α;β;多巴胺
3. 口服有效;作用温和持久;有较强的中枢兴奋作用;产生快速耐受性
4. 局部组织缺血坏死;急性肾衰竭
5. 收缩血管、升高血压的作用较弱而持久;肾血管收缩作用较弱,不易引起急性肾衰竭;对心率影响不明显,不易引起心律失常;可静脉滴注,也可肌内注射
6. 兴奋瞳孔扩大肌上的 α 受体;阻断瞳孔括约肌上的 M 受体
7. 支气管哮喘;房室传导阻滞;心脏骤停;休克
8. 肾上腺素;麻黄碱;多巴胺;间羟胺

二、单项选择题

1. C;2. C;3. D;4. B;5. B;6. C;7. E;8. D;9. D;10. B;11. A;12. E;13. D;14. E;15. E;16. D;17. E;18. E;19. C;20. B;21. A;22. A;23. E

三、问答题

1. 肾上腺素可通过兴奋心脏、收缩血管、舒张支气管、抑制过敏性物质释放等作用,迅速缓解过敏性休克所致的循环衰竭和呼吸衰竭症状。

2. 多巴胺能激动心脏的 β_1 受体,使心肌收缩力增强,心排血量增加;还能使肾血管舒张,肾血流量及肾小球滤过率增加。

3. ①收缩血管、升高血压的作用较弱而持久;②肾血管收缩作用较弱,较少引起急性肾衰竭;③对心率影响不明显,不易引起心律失常;④化学性质稳定,除静脉给药外,也可肌内注射。

4. 肾上腺素治疗量时激动 β_1 受体,使心脏兴奋,心排血量增加,故收缩压增高;由于激动 β_2 受体,使骨骼肌血管的舒张作用抵消或超过了皮肤、黏膜和内脏血管的收缩作用,故舒张压不变或略下降;较大剂量时,除强烈兴奋心脏外,还可使血管平滑肌上的 α 受体兴奋占优势,血管收缩效应超过血管舒张效应,外周阻力增加,收缩压和舒张压均升高。去甲肾上腺素小剂量静脉滴注,因兴奋心脏,心排血量增加,收缩压升高,此时血管收缩不剧烈,舒张压升高不多;较大剂量时,因血管强烈收缩,外周阻力明显增高,收缩压、舒张压均明显升高。

异丙肾上腺素使心脏兴奋,心排血量增加,而外周血管舒张,使外周阻力下降,故收缩压升高而舒张压下降。

四、案例分析

不合理。

氯丙嗪可阻断 α 受体,引起血压下降。肾上腺素可激动 α 受体和 β 受体,α 受体激动可引起血管收缩,$β_2$ 受体激动可引起血管舒张。氯丙嗪选择性地阻断了与血管收缩有关的 α 受体,使肾上腺素的血管收缩作用被取消,而血管舒张作用显现。对于氯丙嗪引起的低血压,肾上腺素不仅不能升高血压,反而会使血压进一步下降。

(秦红兵)

第九章

抗肾上腺素药

【学习要点】

复习 α 受体和 β 受体激动的效应。

α 受体阻断药重点掌握酚妥拉明。酚妥拉明的直接作用为扩张血管,间接作用可兴奋心脏,临床应用及不良反应与其扩张血管有关。β 受体阻断药重点掌握本类药物的基本作用,即对心血管和支气管的影响。β 受体阻断药的临床应用、不良反应均与其作用有关。如阻断心脏 β_1 受体,使心率减慢,可用于快速性心律失常;减慢心房和房室结的传导,可引起房室传导阻滞;阻断支气管平滑肌上的 β_2 受体,使支气管平滑肌收缩,可诱发或加重支气管哮喘。

【测试练习】

一、填空题

1. 酚妥拉明除对血管平滑肌_____阻断外,还可直接_____平滑肌,使外周血管_____,血压_____。

2. 酚妥拉明的临床应用包括 _____、_____、_____、_____和_____。

3. 普萘洛尔禁用于_____、_____、_____、_____。

4. 普萘洛尔的主要临床应用有_____、_____、_____、_____等。

二、单项选择题

1. 酚妥拉明的临床应用不包括
   A. 支气管哮喘　　　　　　B. 难治性充血性心力衰竭　　C. 外周血管痉挛性疾病
   D. 肾上腺嗜铬细胞瘤　　　E. 休克

2. 选择性阻断 α_1 受体的药物是
   A. 酚苄明　　　　　　　　B. 妥拉唑啉　　　　　　　　C. 酚妥拉明
   D. 哌唑嗪　　　　　　　　E. 拉贝洛尔

3. 能对抗去甲肾上腺素缩血管作用的药物是
   A. 酚妥拉明　　　　　　　B. 普萘洛尔　　　　　　　　C. 阿托品
   D. 多巴胺　　　　　　　　E. 噻吗咯尔

4. 属于长效 α 受体阻断药的是

    A. 妥拉唑啉   B. 酚妥拉明   C. 酚苄明

    D. 拉贝洛尔   E. 哌唑嗪

5. 普萘洛尔禁用于

    A. 偏头痛   B. 心律失常   C. 心绞痛

    D. 高血压   E. 支气管哮喘

6. 可用于治疗外周血管痉挛性疾病的药物是

    A. 哌唑嗪   B. 酚妥拉明   C. 拉贝洛尔

    D. 美托洛尔   E. 噻吗洛尔

7. 可用于诊治嗜铬细胞瘤的药物是

    A. 阿托品   B. 肾上腺素   C. 去甲肾上腺素

    D. 哌唑嗪   E. 酚妥拉明

8. 兼有 α 和 β 受体阻断作用的药物是

    A. 美托洛尔   B. 普萘洛尔   C. 吲哚洛尔

    D. 拉贝洛尔   E. 阿替洛尔

9. 选择性阻断 β_1 受体的药物是

    A. 吲哚洛尔   B. 拉贝洛尔   C. 噻吗洛尔

    D. 普萘洛尔   E. 美托洛尔

10. 具有降低眼压作用的 β 受体阻断药是

    A. 美托洛尔   B. 阿替洛尔   C. 普萘洛尔

    D. 噻吗咯尔   E. 拉贝洛尔

11. 普萘洛尔最适合用于治疗

    A. 心绞痛伴有严重心动能不全   B. 心绞痛伴有窦性心动过缓

    C. 心绞痛伴有支气管哮喘   D. 心绞痛伴有高血压

    E. 心绞痛伴有重度房室传导阻滞

12. 关于普萘洛尔的叙述,错误的是

    A. 阻断 β_1 受体   B. 阻断 β_2 受体   C. 具有膜稳定作用

    D. 使肾素释放减少   E. 具有内在拟交感活性

13. 可诱发或加重支气管哮喘的药物是

    A. 酚妥拉明   B. 妥拉唑啉   C. 酚苄明

    D. 普萘洛尔   E. 哌唑嗪

14. 可试用于偏头痛的药物是

    A. 哌唑嗪   B. 酚妥拉明   C. 普萘洛尔

    D. 美托洛尔   E. 拉贝洛尔

(15～16 题共用题干)

患者,女,55 岁。因神经源性休克入院,采用静脉滴注去甲肾上腺素治疗,用药过程中药物外漏,引起滴注部位皮肤苍白、皮肤温度下降。

15. 对抗去甲肾上腺素药物外漏引起的部位皮肤苍白、皮肤温度下降可选用

    A. 酚妥拉明   B. 哌唑嗪   C. 普萘洛尔

    D. 阿托品   E. 新斯的明

16. 该药的作用机制是

A. 阻断 M 受体　　　　B. 阻断 β₁ 受体　　　　C. 阻断 β₂ 受体

D. 阻断 α₁ 受体　　　　E. 阻断 α₂ 受体

三、问答题

1. 酚妥拉明为什么可治疗难治性充血性心力衰竭？

2. 普萘洛尔的主要临床应用和禁忌证有哪些？

四、案例分析

患者，女，40 岁。常于寒冷刺激或情绪激动等因素影响下左上肢皮肤颜色间歇性苍白、发绀和潮红等改变。检查：冷水试验，手指或足趾置于 4℃的冷水中 1 分钟，可诱发上述典型症状发作。诊断：雷诺综合征。用药过程：甲磺酸酚妥拉明片 25mg，一日 3 次，口服。

请问以上用药是否合理？为什么？

【参考答案】

一、填空题

1. α 受体；舒张血管；舒张；下降

2. 外周血管痉挛性疾病；静脉滴注去甲肾上腺素发生外漏；嗜铬细胞瘤；休克；难治性充血性心力衰竭

3. 严重心功能不全；房室传导阻滞；窦性心动过缓；支气管哮喘

4. 心律失常；心绞痛；高血压；甲状腺功能亢进

二、单项选择题

1. A；2. D；3. A；4. C；5. E；6. B；7. E；8. D；9. E；10. D；11. D；12. E；13. D；14. C；15. A；16. D

三、问答题

1. 充血性心力衰竭患者因心排血量不足，可反射性引起交感神经张力增加，外周血管阻力增高，加剧心脏功能衰竭。酚妥拉明可阻断 α 受体及直接松弛血管平滑肌，使小静脉扩张，回心血量减少，心前负荷减轻；小动脉扩张，外周阻力下降，心后负荷减轻；还可降低肺毛细血管压，减轻肺水肿。

2. 临床用于治疗心律失常、心绞痛、高血压、甲状腺功能亢进等。严重心功能不全、窦性心动过缓、重度房室传导阻滞和支气管哮喘等禁用。

四、案例分析

合理。

酚妥拉明为 α 受体阻断药，能扩张血管，改善雷诺综合征的症状。

（秦红兵）

10

第十章

麻 醉 药

【学习要点】

局麻药主要通过阻滞电压门控性 Na^+ 通道,阻滞 Na^+ 内流,产生局麻作用。局麻药吸收后主要引起中枢神经、心血管方面的不良反应。普鲁卡因对组织无刺激性,毒性较小,应用广泛,但对组织穿透力弱,不适用于表面麻醉。少数人可出现过敏反应,用前应做皮试。利多卡因临床可用于各种麻醉,有全能麻醉药之称,由于扩散力强,故用于腰麻时应慎重。利多卡因还有抗心律失常作用。丁卡因麻醉效力强和毒性大,最常用于表面麻醉,不宜用于浸润麻醉。布比卡因为一种较为安全的长效局麻药,对组织穿透力弱,不适用于表面麻醉。罗哌卡因对心肌的毒性较布比卡因小。

全麻药能可逆性地抑制中枢神经系统,引起暂时性感觉、意识和反射消失。根据给药途径不同,分为吸入麻醉药和静脉麻醉药。吸入性麻醉药是一类挥发性液体或气体。本类药物有乙醚、氟烷、恩氟烷、异氟烷、氧化亚氮等。恩氟烷和异氟烷麻醉诱导平稳、迅速,肌肉松弛良好,反复使用无明显副作用,是目前较为常用的吸入性麻醉药。静脉麻醉药经静脉注射后到达脑内即产生麻醉作用。常用药物有丙泊酚、硫喷妥钠、氯胺酮等。丙泊酚有良好的镇静、催眠效应,起效快,作用时间短,苏醒迅速,是目前临床上应用广泛的一种新型快速、短效静脉麻醉药。硫喷妥钠麻醉作用迅速,但维持时间短,镇痛作用差。氯胺酮应用后可产生分离麻醉现象,其体表镇痛作用明显,内脏镇痛作用差,可用于体表小手术。

为达到良好的全麻效果,临床手术时常采取联合用药的方式即复合麻醉,主要有麻醉前给药、诱导麻醉、合用肌肉松弛药、低温麻醉、控制性降压、神经安定镇痛术等。

【测试练习】

一、填空题

1. 穿透力强,最常用于表面麻醉的是_____;穿透力弱,不宜用于表面麻醉的是_____和_____;有局麻作用,同时还能抗心律失常的药物是_____;防治腰麻引起的低血压,常选择_____。

2. 局麻药中作用持续时间最长的药是_____,毒性最大的药是_____。

3. 麻醉效能低,肌松作用不完全的吸入性麻醉药是_____,引起肝损伤的吸入性麻醉药是_____,具有分离麻醉现象的全麻药是_____。

二、单项选择题

1. 局部麻醉药产生局麻作用的机制是
   A. 阻滞钠离子内流   B. 阻滞钠离子外流   C. 阻滞钙离子内流
   D. 阻滞钾离子内流   E. 阻滞氯离子外流

2. 不属于局部麻醉药的是
   A. 利多卡因   B. 普鲁卡因   C. 丁卡因
   D. 布比卡因   E. 氯胺酮

3. 使用麻醉药物需要做皮肤过敏试验的是
   A. 利多卡因   B. 普鲁卡因   C. 丁卡因
   D. 布比卡因   E. 氯胺酮

4. 不可用于浸润麻醉的局麻药是
   A. 罗哌卡因   B. 布比卡因   C. 普鲁卡因
   D. 丁卡因   E. 利多卡因

5. 安全范围大,能穿透黏膜,有全能麻药之称的是
   A. 罗哌卡因   B. 布比卡因   C. 普鲁卡因
   D. 丁卡因   E. 利多卡因

6. 利多卡因一般不用于
   A. 表面麻醉   B. 浸润麻醉   C. 传导麻醉
   D. 腰麻   E. 硬膜外麻醉

7. 下列吸入性麻醉药中,对骨骼肌肌松作用最强的是
   A. 乙醚   B. 氯胺酮   C. 氧化亚氮
   D. 氟烷   E. 恩氟烷

8. 会引起肝损伤的是
   A. 乙醚   B. 氯胺酮   C. 氧化亚氮
   D. 氟烷   E. 恩氟烷

9. 具有分离麻醉作用的全麻药是
   A. 乙醚   B. 氯胺酮   C. 氧化亚氮
   D. 氟烷   E. 恩氟烷

10. 以下属于静脉全麻药的是
   A. 乙醚   B. 氯胺酮   C. 氧化亚氮
   D. 氟烷   E. 恩氟烷

(11~12 题共用题干)

患者,男,42 岁。欲在门诊进行鼻息肉摘除术,术中拟应用表面麻醉法。

11. 可选用的局麻药是
   A. 普鲁卡因   B. 布比卡因   C. 丁卡因
   D. 氯胺酮   E. 硫喷妥钠

12. 该局麻药不宜用于
   A. 表面麻醉   B. 传导麻醉   C. 腰麻
   D. 硬膜外麻醉   E. 浸润麻醉

三、问答题

局麻药物吸收后会产生哪些不良反应？应如何防治？

四、案例分析

患者，女，30岁。因右手示指末端创伤，需要清创缝合。用药过程：普鲁卡因中加入适量肾上腺素进行浸润麻醉。

请分析用药过程是否合理？为什么？

【参考答案】

一、填空题

1. 丁卡因；布比卡因；普鲁卡因；利多卡因；麻黄碱

2. 布比卡因；丁卡因

3. 氧化亚氮；氟烷；氯胺酮

二、单项选择题

1. A；2. E；3. B；4. D；5. E；6. D；7. A；8. D；9. B；10. B；11. C；12. E

三、问答题

①中枢神经反应：中枢神经反应表现为先兴奋后抑制，兴奋现象有烦躁不安、震颤，甚至惊厥，随后引起中枢神经广泛抑制，致昏迷、呼吸麻痹。发生惊厥时可静脉注射地西泮，出现呼吸抑制时需立即进行人工呼吸和给氧等方法维持呼吸。②心血管反应：可降低心肌兴奋性，使心肌收缩力减弱、心脏传导减慢，甚至引起心脏停搏。通过抑制交感神经而致血管扩张，引起低血压。术前常首选肌内注射麻黄碱防治，术后采取去枕平卧也可有效预防低血压。③过敏反应：多见于酯类局麻药，极少数患者用药后可能发生皮疹、哮喘、甚至休克等过敏反应，故用药前应注意询问过敏史及做皮试。

四、案例分析

不合理。

因为局麻药中加入少量肾上腺素可使注射部位血管收缩，减少局麻药吸收，延长作用时间。但是手指、足趾、阴茎等肢体末端手术时不宜加用肾上腺素，以免引起局部组织缺血坏死。

（王　静）

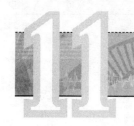

第十一章

镇静催眠药和抗惊厥药

【学习要点】

镇静催眠药分为苯二氮䓬类、巴比妥类和其他类。

苯二氮䓬类代表药物地西泮的作用和临床应用为:①抗焦虑,用于各种原因引起的焦虑症;②镇静催眠,用于失眠症的治疗以及夜间惊恐和夜游症等;③抗惊厥及抗癫痫,可用于破伤风、子痫、小儿高热及药物中毒等引起的惊厥,地西泮是治疗癫痫持续状态的首选药;④中枢性肌肉松弛,用于治疗脑血管意外、脊髓损伤等中枢神经病变所引起的肌肉强直。

苯二氮䓬类与巴比妥类比较:①治疗指数高,不引起麻醉;②对 REMS 影响小,连续应用停药后反跳现象轻;③对肝药酶无诱导作用。

硫酸镁注射给药可用于各种惊厥,尤其对子痫有较好的抗惊厥作用;也可用于高血压危象的治疗。

【测试练习】

一、名词解释

宿醉反应

二、填空题

1. 镇静催眠药主要分为_____、_____和_____三类。

2. 苯二氮䓬类药物的主要药理作用是_____、_____、_____和_____。

3. 苯二氮䓬类药物的主要不良反应有_____、_____和_____。

4. 巴比妥类药物临床主要用于_____、_____和_____。

5. 硫酸镁注射给药能产生_____和_____作用。

三、单项选择题

1. 关于地西泮的叙述,错误的是

    A. 大剂量不引起麻醉   B. 小剂量有抗焦虑作用   C. 久用可产生依赖性

    D. 肌内注射吸收不规则   E. 不影响快动眼睡眠时相

2. 地西泮抗焦虑的主要作用部位是

    A. 脑干网状结构   B. 下丘脑   C. 边缘系统

D. 大脑皮质　　　　　　E. 延髓

3. 苯二氮䓬类药物中起效快、消除快、无蓄积作用的短效药物是
    A. 地西泮　　　　　　B. 三唑仑　　　　　　C. 硝西泮
    D. 氟西泮　　　　　　E. 氯硝西泮

4. 苯二氮䓬类与巴比妥类比较,前者不具有的作用是
    A. 镇静催眠　　　　　B. 抗惊厥　　　　　　C. 麻醉
    D. 抗焦虑　　　　　　E. 抗癫痫

5. 巴比妥类药物中毒致死的主要原因是
    A. 肝损害　　　　　　B. 循环衰竭　　　　　C. 呼吸中枢麻痹
    D. 昏迷　　　　　　　E. 肾损害

6. 巴比妥类急性中毒昏迷患者,抢救时不宜
    A. 洗胃　　　　　　　B. 给予催吐剂　　　　C. 碱化尿液
    D. 吸氧　　　　　　　E. 人工呼吸

7. 巴比妥类禁用于
    A. 高血压患者精神紧张　　　　　B. 甲亢患者兴奋失眠
    C. 肺源性心脏病引起的失眠　　　D. 手术前患者恐惧心理
    E. 神经官能症性失眠

8. 治疗子痫首选药物是
    A. 水合氯醛　　　　　B. 异戊巴比妥　　　　C. 地西泮
    D. 硫酸镁　　　　　　E. 甲丙氨酯

9. 决定巴比妥类药物起效快慢的主要因素是
    A. 脂溶性　　　　　　B. 肝药酶活性　　　　C. 胃肠道的吸收
    D. 肝肠循环　　　　　E. 药物浓度

10. 苯巴比妥过量急性中毒,为加速药物从肾脏排泄,应采取的主要措施是静脉滴注
    A. 碳酸氢钠　　　　　B. 维生素 C　　　　　C. 5% 葡萄糖溶液
    D. 甘露醇　　　　　　E. 生理盐水

11. 具有镇静、催眠、抗惊厥、抗癫痫作用的药物是
    A. 水合氯醛　　　　　B. 苯巴比妥　　　　　C. 苯妥英钠
    D. 硫喷妥钠　　　　　E. 司可巴比妥

12. 口服对胃有刺激,消化性溃疡患者应慎用的药物是
    A. 水合氯醛　　　　　B. 苯巴比妥　　　　　C. 硫喷妥钠
    D. 司可巴比妥　　　　E. 苯二氮䓬类

13. 硫酸镁中毒引起血压下降时最好选用
    A. 肾上腺素　　　　　B. 去甲肾上腺素　　　C. 异丙肾上腺素
    D. 葡萄糖　　　　　　E. 氯化钙

(14~15 题共用题干)
患者,男,50 岁。近一段时间因工作压力较大睡眠时间明显缩短,诊断为失眠症。

14. 治疗患者失眠应选用
    A. 苯巴比妥　　　　　B. 水合氯醛　　　　　C. 地西泮
    D. 硫喷妥钠　　　　　E. 硫酸镁

15. 关于用药期间的叙述,错误的是
   A. 长期用药者应逐渐减量停药
   B. 静脉注射速度过快时对呼吸、心血管有兴奋作用
   C. 出现急性中毒必要时可选用氟马西尼
   D. 因药物有致畸性,妊娠早期禁用
   E. 用药期间可能出现头晕、嗜睡、乏力及记忆力下降等症状

四、问答题

1. 巴比妥类药物急性中毒时应采用哪些急救措施?

2. 治疗失眠时,苯二氮䓬类药物为什么已取代了巴比妥类药物?

五、案例分析

患者,女,46岁,机关干部。因工作压力大长期失眠,医生给予艾司唑仑口服,3周后睡眠明显改善,减量停药后失眠加重,患者自行加倍服用,停药后自觉心慌、烦躁、多梦、失眠加重,要求医生再次用药。

请问:患者为什么会出现此种表现? 患者在用药过程中存在什么问题?

【参考答案】

一、名词解释

为镇静催眠药主要的不良反应,又称中枢后遗效应,主要表现为头晕、嗜睡、乏力及淡漠等。

二、填空题

1. 苯二氮䓬;巴比妥;其他

2. 抗焦虑;镇静催眠;抗惊厥和抗癫痫;中枢性肌肉松弛

3. 中枢后遗效应;耐受性和依赖性;呼吸及循环抑制

4. 镇静催眠;抗惊厥和抗癫痫;麻醉

5. 抗惊厥;降压

三、单项选择题

1. E;2. C;3. B;4. C;5. C;6. B;7. C;8. D;9. A;10. A;11. B;12. A;13. E;14. C;15. B

四、问答题

1. 急性中毒的抢救原则是:①对症治疗:维持呼吸和循环功能;②排出毒物:碳酸氢钠碱化血液和尿液促进巴比妥类药物由神经组织向血液转移,并减少药物在肾小管的重吸收,加速药物从肾脏排出。

2. 苯二氮䓬类药物治疗指数高,对呼吸、循环抑制作用轻,不引起麻醉;对REMS影响小,连续应用停药后反跳现象轻,但能缩短NREMS;对肝药酶无诱导作用,联合应用相互干扰轻。所以苯二氮䓬类药物比巴比妥类药物相对安全,故临床常用。

五、案例分析

艾司唑仑为苯二氮䓬类镇静催眠药,患者使用后产生了依赖性和耐受性,突然停药出现了戒断症状。虽然苯二氮䓬类药物的依赖性较巴比妥类药物轻,但长时间大量用药仍会引起,应避免长期、大量、反复使用,患者用药期间不应擅自增大剂量。

（何　颖）

第十二章

抗癫痫药

【学习要点】

苯妥英钠为治疗癫痫大发作和局限性发作的首选药,但对小发作(失神发作)无效。亦可用于治疗中枢性疼痛综合征及心律失常和支气管哮喘等。

卡马西平的作用类似于苯妥英钠,对精神运动性发作疗效较好;苯巴比妥对大发作及癫痫持续状态疗效较好;地西泮是控制癫痫持续状态的首选药之一;乙琥胺对小发作虽疗效不如氯硝西泮、丙戊酸钠,但副作用及耐受性较少,故常作为防治小发作的首选药;丙戊酸钠是广谱抗癫痫药,临床广泛用于混合型癫痫的治疗。

抗癫痫药物应用原则为:①根据癫痫发作类型来合理选药;②治疗方案要个体化,初期从小剂量开始;③治疗过程中不能随意更换药物;④要长期用药,用药期间要定期进行肝功能和血象检查。

【测试练习】

一、填空题

1. 癫痫发作类型分为部分性发作的_____、_____和全身性发作的_____、_____、_____、_____。

2. 苯妥英钠的主要药理作用有_____、_____、_____和_____。

3. 抗癫痫药物主要有_____、_____、_____、_____和_____等。

4. 抗癫痫药物主要不良反应有_____、_____、_____和_____。

5. 新型抗癫痫药物有_____和_____。

二、单项选择题

1. 治疗癫痫大发作和精神运动性发作宜选
    A. 苯二氮䓬类　　　　　　B. 乙琥胺　　　　　　C. 苯巴比妥
    D. 卡马西平　　　　　　　E. 丙戊酸钠

2. 对癫痫大发作或部分性发作疗效好的药物是
    A. 苯妥英钠　　　　　　　B. 乙琥胺　　　　　　C. 苯巴比妥

　　　　D. 卡马西平　　　　　　　　　　E. 丙戊酸钠

3. 治疗小发作疗效好而对其他型癫痫无效的药物是
　　A. 苯二氮䓬类　　　　　　B. 乙琥胺　　　　　　　C. 苯巴比妥
　　D. 卡马西平　　　　　　　E. 丙戊酸钠

4. 大发作合并小发作的首选药物是
　　A. 卡马西平　　　　　　　B. 苯妥英钠　　　　　　C. 丙戊酸钠
　　D. 乙琥胺　　　　　　　　E. 苯巴比妥

5. 苯妥英钠禁用的癫痫是
　　A. 大发作　　　　　　　　B. 小发作　　　　　　　C. 癫痫持续状态
　　D. 精神运动性发作　　　　E. 局限性发作

6. 治疗癫痫大发作无效的是
　　A. 丙戊酸钠　　　　　　　B. 苯妥英钠　　　　　　C. 乙琥胺
　　D. 卡马西平　　　　　　　E. 扑米酮

7. 卡马西平对癫痫有良好疗效的是
　　A. 精神运动性发作　　　　B. 大发作　　　　　　　C. 小发作
　　D. 局限性发作　　　　　　E. 不典型小发作

8. 治疗三叉神经痛时可选用
　　A. 苯巴比妥　　　　　　　B. 地西泮　　　　　　　C. 苯妥英钠
　　D. 乙琥胺　　　　　　　　E. 阿司匹林

9. 长期应用可引起齿龈增生的药物是
　　A. 苯巴比妥　　　　　　　B. 卡马西平　　　　　　C. 苯妥英钠
　　D. 乙琥胺　　　　　　　　E. 丙戊酸钠

10. 治疗癫痫持续状态,首选静脉注射的药物是
　　A. 苯巴比妥　　　　　　　B. 地西泮　　　　　　　C. 氯丙嗪
　　D. 乙琥胺　　　　　　　　E. 硫酸镁

(11～12 题共用题干)

　　患者,女,10 岁。5 年癫痫病史,发作时主要表现为短暂而突发的意识丧失、知觉丧失、动作和语言中断,一般持续 5～30 秒后迅速恢复。诊断为癫痫小发作。

11. 对于本患者应首选的治疗药物是
　　A. 地西泮　　　　　　　　B. 苯妥英钠　　　　　　C. 乙琥胺
　　D. 卡马西平　　　　　　　E. 丙戊酸钠

12. 对于上述选药的叙述,正确的是
　　A. 对癫痫大发作有效　　　　　　　　B. 为广谱抗癫痫药
　　C. 久服可引起齿龈增生　　　　　　　D. 仅对小发作有效
　　E. 静脉注射可控制癫痫持续状态

三、问答题

1. 简述各种类型癫痫发作的药物选择。
2. 简述抗癫痫药的临床用药原则。

四、案例分析

　　患儿,男,12 岁。有癫痫病史,服用苯妥英钠治疗症状得以控制,近来突然停药,就诊当

日,患儿突然痉挛抽搐昏迷跌倒,口吐白沫,面色苍白,痉挛抽搐发作每次持续 5~10 分钟,间歇数分钟后再次发作,间歇期仍昏迷不醒,发作共持续约 1 小时。诊断为癫痫持续状态。

请问:此时应首选什么药物治疗? 停用苯妥英钠是否与此次发作有关? 为什么?

【参考答案】

一、填空题
1. 单纯部分性发作(局灶性发作);复杂部分性发作(精神运动性发作);强直阵挛发作(大发作);失神性发作(小发作);肌阵挛发作;癫痫持续状态
2. 抗癫痫;抗神经痛;抗心律失常;平喘
3. 苯妥英钠;卡马西平;苯巴比妥;苯二氮䓬类;乙琥胺;丙戊酸钠
4. 眩晕;恶心与呕吐;粒细胞减少;肝功能损伤
5. 拉莫三嗪;托吡酯

二、单项选择题
1. D;2. A;3. B;4. C;5. B;6. C;7. A;8. C;9. C;10. B;11. C;12. D

三、问答题
1. 各类癫痫发作的药物选择见表。

抗癫痫药的选择

癫痫发作类型	治疗药物
局限性发作	苯妥英钠、卡马西平、苯巴比妥
精神运动性发作	卡马西平、苯妥英钠、丙戊酸钠、扑米酮
大发作	苯妥英钠、卡马西平、丙戊酸钠、苯巴比妥
小发作	氯硝西泮、乙琥胺、丙戊酸钠、拉莫三嗪
肌阵挛发作	丙戊酸钠、氯硝西泮
癫痫持续状态	地西泮、劳拉西泮、苯妥英钠、苯巴比妥

2. ①合理选择药物;②治疗方案个体化;③治疗过程中不可突然停药;④长期用药。

四、案例分析
应首选地西泮静脉注射。

停药与此次发作有关,治疗过程中不能随意更换药物,必须换药时,可在原药基础上加用新药,待后者发挥疗效后,再逐渐撤掉原药。主要原因是抗癫痫药可抑制癫痫病灶的放电和扩散,长期用药突然停药可致癫痫病灶反跳性放电和扩散加速,从而诱发癫痫发生,甚至出现癫痫持续状态。

(何　颖)

第十三章

治疗中枢神经系统退行性疾病药

【学习要点】

本章重点是抗帕金森病药。抗帕金森病药可分为中枢拟多巴胺药和中枢抗胆碱药两大类。前者通过直接补充 DA 前体物或抑制 DA 降解而产生作用;后者通过降低胆碱能神经功能而缓解症状。两药合用可增强疗效,其治疗的总体目标是恢复多巴胺能和胆碱能神经系统功能的平衡状态。中枢拟多巴胺药又分四类:①多巴胺前体药物(左旋多巴);②左旋多巴的增效药(外周脱羧酶抑制药卡比多巴、单胺氧化酶 B 抑制药司来吉兰、儿茶酚氧位甲基转移酶抑制药硝替卡朋等);③促释多巴胺神经递质药(金刚烷胺);④多巴胺受体激动药(溴隐亭等)。重点掌握左旋多巴,该药特点为显效慢;改善肌肉强直、运动困难的效果较改善肌肉震颤的效果好;对轻症及年轻患者效果好;对吩噻嗪类抗精神失常药所引起的帕金森综合征无效。不良反应有胃肠道反应、直立性低血压、不自主异常运动和"开-关现象"等。

中枢抗胆碱药苯海索的作用特点是:①对震颤疗效好;②对抗精神病药引起的帕金森综合征有效。

治疗阿尔茨海默病的药物主要有胆碱酯酶抑制药和 M 受体激动药。

【测试练习】

一、名词解释

1. 帕金森病
2. 运动过多症
3. "开-关现象"
4. 阿尔茨海默病

二、填空题

1. 帕金森病是由于黑质中_____神经元变性、数目减少、功能低下,而_____神经功能相对亢进,从而产生肌张力增高等一系列临床症状。

2. 拟多巴胺药按其作用机制可分为四类:多巴胺前体药物_____;左旋多巴的增效药_____、_____、_____;促释多巴胺神经递质药_____;④多巴胺受体激动药_____。

3. 卡比多巴能抑制外周_____的活性,使_____在外周组织中脱羧减少,DA 生成受阻。

4. 儿茶酚氧位甲基转移酶抑制药有_____、_____。

5. 美多巴是由_____和_____组成的。

6. 培高利特为_____药,疗效与溴隐亭相似,作用强而持久。

7. 苯海索对中枢_____有明显的阻断作用,能使增高的肌张力降低。

8. 治疗阿尔茨海默病的药物主要有_____、_____、_____三类。

三、单项选择题

1. 左旋多巴抗帕金森病的作用机制是
   A. 在中枢转变为多巴胺 　　　　　　　　B. 阻断中枢胆碱受体
   C. 阻断中枢多巴胺受体 　　　　　　　　D. 直接激动中枢多巴胺受体
   E. 促进中枢多巴胺释放

2. 卡比多巴治疗帕金森病的机制是
   A. 激动中枢多巴胺受体　　B. 抑制外周多巴脱羧酶　　C. 抑制多巴胺再摄取
   D. 促进多巴胺释放　　　　E. 抑制多巴胺释放

3. 吩噻嗪类抗精神病药引起的帕金森综合征宜选用
   A. 左旋多巴　　　　　　B. 金刚烷胺　　　　　　　　C. 司来吉兰
   D. 溴隐亭　　　　　　　E. 苯海索

4. 卡比多巴的特点是
   A. 容易透过血脑屏障 　　　　　　　　　B. 抑制外周和中枢氨基酸脱羧酶
   C. 可提高金刚烷胺的中枢疗效 　　　　　D. 可增加左旋多巴的外周不良反应
   E. 与左旋多巴合用对帕金森病疗效较好

5. 左旋多巴治疗帕金森病较好的是
   A. 年长者好于年轻患者 　　　　　　　　B. 改善运动困难效果较差
   C. 对吩噻嗪类引起的帕金森综合征较好　 D. 对年轻患者好于年长患者
   E. 对重症患者效果好于轻症患者

6. 司来吉兰是
   A. 多巴脱羧酶的辅基 　　　　　　　　　B. 单胺氧化酶 B 抑制剂
   C. 外周多巴胺受体阻断药 　　　　　　　D. 中枢多巴胺受体阻断药
   E. 单胺氧化酶 A 抑制药

7. 单用无抗帕金森病作用的药物是
   A. 苯扎托品　　　　　　B. 卡比多巴　　　　　　　　C. 苯海索
   D. 左旋多巴　　　　　　E. 溴隐亭

8. 维生素 B_6 与左旋多巴合用可
   A. 增强多巴胺的副作用 　　　　　　　　B. 减少多巴胺的副作用
   C. 增加左旋多巴的血药浓度 　　　　　　D. 增强左旋多巴的作用
   E. 抑制多巴脱羧酶

9. 增加左旋多巴抗帕金森病疗效,减少不良反应的药物是
   A. 卡比多巴　　　　　　B. 维生素 B_6　　　　　　　C. 利血平
   D. 苯乙肼　　　　　　　E. 丙胺太林

10. 溴隐亭能治帕金森病是由于
    A. 中枢抗胆碱作用　　　B. 激动 DA 受体　　　　　　C. 激动 GABA 受体
    D. 提高脑内 DA 浓度　　E. 使 DA 降解减少

11. 苯海索的特点是

A. 对帕金森病疗效强于左旋多巴   B. 外周抗胆碱作用比阿托品强

C. 对氯丙嗪引起的帕金森综合征无效   D. 对改善强直和运动困难疗效好

E. 改善肌震颤疗效明显

12. 下列治疗阿尔茨海默病的药物中,属于 M 受体激动药的是

     A. 他克林   B. 占诺美林   C. 石杉碱甲

     D. 加兰他敏   E. 美曲膦酯

13. 治疗阿尔茨海默病的胆碱酯酶抑制药是

     A. 占诺美林   B. 美金刚   C. 茴拉西坦

     D. 阿司匹林   E. 他克林

14. 患者,男,60 岁。患帕金森病服用左旋多巴治疗。最终每日用到 4g,两个月后症状明显好转,为加强营养自行服用多种维生素,其中有维生素 B_6 每天 50mg,两天后病情明显加重,最可能的原因是

     A. 维生素 B_6 加速 L-Dopa 从肾脏排出   B. 维生素 B_6 加速 L-Dopa 的外周代谢

     C. 维生素 B_6 化学上与 L-Dopa 拮抗   D. 维生素 B_6 生理上与 L-Dopa 拮抗

     E. 维生素 B_6 减少 L-Dopa 中枢脱羧

(15 ~ 16 题共用题干)

患者,男,65 岁。主因"左侧肢体抖动,以安静状态下明显,僵硬 5 年,累及右侧 3 年"走路慢,小碎步。诊断为帕金森病。

15. 可选择的治疗药物是

     A. 左旋多巴   B. 他克林   C. 苯妥英钠

     D. 卡马西平   E. 多奈哌齐

16. 作为芳香氨基酸脱羧酶抑制剂能增强抗帕金森病药物作用的是

     A. 金刚烷胺   B. 苯海索   C. 卡比多巴

     D. 溴隐亭   E. 司来吉兰

四、问答题

1. 左旋多巴抗帕金森病的作用特点有哪些?

2. 抗帕金森病药物分几类? 各有何代表药?

五、案例分析

患者,男,65 岁。5 年前无明显诱因出现左上肢静止性震颤,伴左侧肢体活动不灵活、僵硬。3 年前右侧肢体亦出现上述症状。走路慢,小碎步。专科查体:神清,面具脸,流涎较多,静止性震颤,四肢肌张力高,呈齿轮样强直,左侧重于右侧。屈曲体态,慌张步态,小写征明显。诊断:帕金森病。医嘱给予口服美多巴,饭后服用。开始时服用美多巴 125mg 一片,一日 2 次,每隔 1 周增加 1 片/日,上述症状可减轻。

请问:美多巴是由哪两种药物组成的复方制剂? 配伍道理如何? 美多巴可减少左旋多巴的哪些不良反应?

【参考答案】

一、名词解释

1. 又称震颤麻痹,是由多种原因引起的慢性进行性中枢神经组织退行性改变疾病。常

见症状为静止性震颤、运动迟缓(困难)、肌肉强直、共济失调等。

2. 为长期用左旋多巴所引起的不随意运动,多见于面部肌群抽动,如张口、伸舌、咬牙(称口-舌-颊三联征),皱眉和头颈扭动等。也可累及肢体或躯体肌群引起摇摆运动,偶见喘息样呼吸。

3. 为长期用左旋多巴所引起的严重的不良反应,即患者突然多动或活动正常(开),而后又出现全身性或肌肉强直性运动不能(关),两种现象可交替出现,严重妨碍患者正常活动。

4. 是一种与年龄高度相关的、以进行性认知障碍和记忆力损害为主的中枢神经系统退行性疾病。表现为记忆力、判断力、抽象思维等一般智力的丧失,但视力、运动能力等则不受影响。

二、填空题

1. 多巴胺能;胆碱能

2. 左旋多巴;卡比多巴;司来吉兰;硝替卡朋;金刚烷胺;溴隐亭

3. 多巴脱羧酶;L-Dopa

4. 硝替卡朋;托卡朋

5. 左旋多巴;苄丝肼

6. DA 受体激动

7. 胆碱受体

8. 胆碱酯酶抑制药;M 受体激动药;其他

三、单项选择题

1. A;2. B;3. E;4. E;5. D;6. B;7. B;8. A;9. A;10. B;11. E;12. B;13. E;14. B;15. A;16. C

四、问答题

1. 其特点为:①显效慢,服药2~3周开始起效,1~6个月以上才获得最大的疗效;②改善肌肉强直、运动困难的效果较改善肌肉震颤的效果好;③对轻症及年轻患者的疗效较重症及老年患者为好;④对吩噻嗪类抗精神失常药所引起的帕金森综合征无效。

2. 抗帕金森病药分两大类。一类为中枢拟多巴胺类药,主要有多巴胺前体药左旋多巴;左旋多巴增效药卡比多巴、司来吉兰、安托卡朋等;多巴胺递质促释药金刚烷胺和直接兴奋多巴胺受体药溴隐亭。另一类为中枢抗胆碱药苯海索等。

五、案例分析

美多巴是由左旋多巴和苄丝肼组成的。两者配伍的道理:左旋多巴在外周多巴脱羧酶的作用下转变为DA,后者不易进入血脑屏障,在外周引起不良反应;仅有少量的左旋多巴进入中枢神经系统,在脑内脱羧转变为DA,发挥中枢作用。苄丝肼为外周多巴脱羧酶抑制药,可抑制左旋多巴在外周脱羧,使进入中枢的左旋多巴增多,提高疗效,减轻外周不良反应。美多巴可减少左旋多巴外周的胃肠道反应和心血管反应。

(李秀丽)

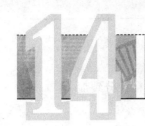

第十四章

抗精神失常药

【学习要点】

本章的重点内容是抗精神病药氯丙嗪、抗躁狂症药碳酸锂及抗抑郁症药丙米嗪；难点是各类药物的作用机制。学习本章内容前应事先复习有关中脑-边缘系统通路、中脑-皮质通路、黑质-纹状体通路及结节-漏斗通路等的生理功能，并弄清中枢神经系统的常见递质和相应受体如多巴胺、乙酰胆碱、5-羟色胺、去甲肾上腺素、组胺等在调节中枢神经各项功能中的作用。学习中还应注意重点掌握各类药物中的代表药物以及它们的药理作用、临床应用和主要不良反应，同类药物相互比较，掌握各自特点，做到举一反三。重点药物氯丙嗪具有抗精神病、镇吐、体温调节、加强中枢抑制药的作用；临床用于精神分裂症、呕吐和低温麻醉及人工冬眠；对自主神经的作用和内分泌系统的影响为药物的不良反应，锥体外系反应为抗精神病治疗中最常见的不良反应。

【测试练习】

一、名词解释

1. 人工冬眠   2. 锥体外系反应

二、填空题

1. 氯丙嗪的作用机制及主要不良反应都与阻断中枢不同部位的多巴胺（D_2）受体有关，其中抗精神病作用是阻断了_____的 D_2 受体；镇吐作用是阻断了_____的催吐化学感受区的 D_2 受体；而锥体外系反应则与药物阻断_____的 D_2 受体有关。

2. 长期应用氯丙嗪引起的锥体外系反应包括以下三种表现，即 _____、_____、_____。

3. 在物理降温配合下，氯丙嗪与_____、_____组成冬眠合剂，可用于_____与_____。

4. 几乎无锥体外系反应的广谱神经安定剂是_____。

5. 氟西汀是一种强效选择性_____再摄取抑制剂，对_____的疗效与三环类抗抑郁药相当，同时还有_____作用，_____作用及对_____的影响较小。

三、单项选择题

1. 治疗氯丙嗪引起的低血压最好选用
   A. 肾上腺素   B. 去甲肾上腺素   C. 异丙肾上腺素

D. 酚妥拉明　　　　　　　　　E. 麻黄碱

2. 氯丙嗪不能用于治疗

A. 放射性呕吐　　　　　　　B. 胃肠炎引起的呕吐　　　　C. 精神分裂症

D. 人工冬眠　　　　　　　　E. 晕车引起的呕吐

3. 氯丙嗪治疗精神病的机制是

A. 阻断中枢的 M 受体　　　　　　　　　B. 阻断外周的 α 受体

C. 阻断中脑-边缘系统的 D_2 受体　　　　D. 阻断黑质-纹状体通路的 D_2 受体

E. 阻断结节-漏斗通路的 D_2 受体

4. 氯丙嗪长期应用引起锥体外系症状的机制是

A. 阻断中枢的 M 受体　　　　　　　　　B. 阻断外周的 α 受体

C. 阻断中脑-边缘系统通路的 D_2 受体　　D. 阻断黑质-纹状体通路的 D_2 受体

E. 阻断结节-漏斗通路的 D_2 受体

5. 氯丙嗪长期应用引起内分泌紊乱的机制是

A. 阻断中枢的 M 受体　　　　　　　　　B. 阻断外周的 α 受体

C. 阻断中脑-边缘系统通路的 D_2 受体　　D. 阻断黑质-纹状体通路的 D_2 受体

E. 阻断结节-漏斗通路的 D_2 受体

6. 长期大量应用氯丙嗪治疗精神病,最常见、最严重的不良反应是

A. 直立性低血压　　　　　　B. 变态反应　　　　　　　　C. 锥体外系反应

D. 消化道反应　　　　　　　E. 内分泌障碍

7. 氯丙嗪与哌替啶、异丙嗪组成人工冬眠合剂用于治疗严重感染、创伤性休克的主要
目的是

A. 提高机体对缺能、缺氧的耐受力　　　B. 抑制细菌的生长繁殖

C. 中和细菌的内毒素　　　　　　　　　D. 提高机体免疫力

E. 抗休克作用

8. 关于利培酮抗精神病作用特点的叙述,错误的是

A. 对Ⅰ型和Ⅱ型精神分裂症患者均有效　　B. 对患者的认知功能障碍有改善作用

C. 锥体外系反应较重　　　　　　　　　　D. 对继发性抑郁有治疗作用

E. 用药方便,患者易于接受

9. 氯氮平治疗精神分裂症的突出优点是

A. 疗效与氯丙嗪相当且作用更迅速　　　B. 能较快控制兴奋躁动及幻觉妄想症

C. 几无锥体外系反应　　　　　　　　　D. 可用于药物引起的迟发性运动障碍

E. 能明显改善精神分裂症状

10. 碳酸锂对下列症状效果最明显的是

A. 精神分裂症的兴奋躁动症状　　　　　B. 躁狂抑郁症

C. 反复发作的抑郁症　　　　　　　　　D. 急性躁狂和轻度躁狂

E. 认知功能障碍

11. 对各型抑郁症都适合的药物是

A. 氯丙嗪　　　　　　　　　B. 丙米嗪　　　　　　　　　C. 碳酸锂

D. 氯氮平　　　　　　　　　E. 丁螺环酮

12. 某男,47 岁,患精神分裂症 5 年,长期服用氯丙嗪,情绪稳定,幻觉、妄想等症状明显

减轻。近来出现一侧肢体明显震颤、流口水、运动困难。下列药物中能改善上述症状的是

    A. 左旋多巴　　　　　B. 卡马西平　　　　　C. 苯海索

    D. 金刚烷胺　　　　　E. 丙米嗪

（13～15 题共用题干）

患者,女,29 岁,已婚。平素性格开朗,因家务与丈夫生气吵架后出现失眠、乏力、茶饭不思、感觉人生无味。经常服用止痛片、谷维素、地西泮治疗,未见明显效果。1 个月前病情加重,有时烦躁不安,有时诉自己患上了"癌症",悲观厌世,多次企图自杀,均被阻止。诊断:抑郁症。服用阿米替林治疗,患者服用 2 周后,增到一日 200mg,出现口干、视物模糊、排尿困难、便秘、心动过速、震颤。

13. 阿米替林是

    A. 三环类抗抑郁药　　　B. NA 摄取抑制药　　　C. 5-HT 再摄取抑制药

    D. 5-HT 受体阻断药　　　E. 阻断突触前膜 α_2 受体,促进 NA 的释放

14. 出现的口干、视物模糊、排尿困难、心动过速是因

    A. 药物阻断了 α 受体所致　　　　B. 药物阻断了 M 受体所致

    C. 药物阻断了 5-HT 受体所致　　　D. 阻断 NA 的再摄取所致

    E. 阻断 5-HT 的再摄取所致

15. 阿米替林禁用于

    A. 伴有焦虑的抑郁症患者　　　　B. 催眠

    C. 伴有甲亢的抑郁患者　　　　　D. 更年期的抑郁患者

    E. 内源性抑郁患者

四、问答题

简述氯丙嗪对体温的影响。

五、案例分析

患者,男,38 岁,干部,已婚。平素性格内向,做事稳重得体,与同事、领导相处关系融洽。20 天前与领导吵架后突然话多、兴奋,睡眠时间减少,半个月前彻夜不眠,每日非常忙碌,夜不归宿,家人、朋友劝阻便大发脾气,就诊。入院精神检查:主动与医生交谈,情感高涨,说话滔滔不绝,表情丰富、兴奋,做事不计后果,行为冲动,忙碌,不服从管理,无自知力。诊断:躁狂症。给予碳酸锂治疗,目前使用碳酸锂每日 2.0g,突然出现恶心、呕吐、双手震颤,发热 39.5℃,共济运动失调,肌张力增高,意识障碍。急查血锂,浓度为 2.2mmol/L。

请分析:患者应用碳酸锂后出现的临床表现应如何判断? 此时如何处理? 临床上使用碳酸锂应注意什么?

【参考答案】

一、名词解释

1. 指应用"冬眠合剂"(含氯丙嗪、哌替啶、异丙嗪)后,患者处于深睡状态,此时机体的体温、基础代谢及组织耗氧量明显降低,这种状态即称"人工冬眠"。

2. 是长期应用氯丙嗪及其他吩噻嗪类药等后,出现的一类特有的严重不良反应,常见症状包括帕金森综合征、静坐不能、急性肌张力障碍三种。发生原因是因药物阻断了黑质-纹状体通路的多巴胺受体,使多巴胺神经功能减弱,胆碱能神经功能增强所致。

二、填空题

1. 中脑-边缘系统通路和中脑-皮质通路;延髓第四脑室底部;黑质-纹状体通路

2. 帕金森综合征;静坐不能;急性肌张力障碍

3. 哌替啶;异丙嗪;低温麻醉;人工冬眠

4. 氯氮平

5. 5-HT;抑郁症;抗焦虑;镇静;心血管

三、单项选择题

1. B;2. E;3. C;4. D;5. E;6. C;7. A;8. C;9. C;10. D;11. B;12. C;13. A;14. B;15. C

四、问答题

应用氯丙嗪后,由于抑制了结节-漏斗通路的体温调节中枢,使其调节功能失灵,故机体温度随外界温度变化而改变。如配合物理降温措施,可使体温降至正常甚至以下标准。若环境温度超过体温,氯丙嗪使用不当,不仅不能降低体温,反而会使体温升高。

五、案例分析

目前患者的临床表现为锂中毒(中度)。

处理方法:①立即停止使用碳酸锂;②清除体内过多的锂,如洗胃、大量输液(0.9%生理盐水1000～2000ml静脉滴注);③促进锂排泄,如甘露醇强制性利尿、5%碳酸氢钠溶液静脉滴注;④必要时血液透析。

临床上使用锂盐的注意事项:①使用前应进行详细的体格检查,对肝、肾功能,电解质,心、脑电图和血、尿常规进行检查;②使用碳酸锂治疗要个体化,定期对血锂浓度进行检测;③临床用药以缓慢给药方法为妥;④治疗前应将药物的不良反应、中毒症状等告知家属,早发现、早治疗;⑤妊娠期禁用。

（李秀丽）

第十五章

镇 痛 药

【学习要点】

本章重点为吗啡。吗啡是镇痛药的代表药,通过激动不同脑区的阿片受体产生镇痛、镇静、抑制呼吸、镇咳、缩瞳等中枢神经系统作用,除此之外,尚能引起心血管系统作用如直立性低血压、颅内压增高和引起止泻、便秘、胆道平滑肌收缩等内脏平滑肌作用及对免疫系统的抑制作用。因依赖性较大,临床主要用于急性锐痛和心源性哮喘的治疗。应用过程中易产生恶心、呕吐、便秘、排尿困难、呼吸抑制、胆绞痛等,连续反复用药易产生耐受性和依赖性。禁用于颅脑外伤致颅内高压、肺源性心脏病、支气管哮喘、不明原因的疼痛、肝功能严重减退者、分娩止痛和哺乳期镇痛。

哌替啶对中枢神经系统、心血管系统和平滑肌的作用与吗啡相似,不同的是镇痛、镇静作用强度较吗啡弱,无镇咳和缩瞳作用,对平滑肌兼具阿托品样作用。因依赖性较吗啡轻且出现较慢,故临床应用较广,可用于镇痛、心源性哮喘、麻醉前给药及人工冬眠。

【测试练习】

一、填空题

1. 吗啡对中枢神经系统的作用包括_____、_____、_____、
_____。

2. 吗啡和哌替啶治疗心源性哮喘的机制是_____、_____、_____。

3. 阿片类镇痛药可能通过激动不同脑区的_____受体而发挥作用。

4. 吗啡的不良反应有_____、_____、_____,禁忌证包括
_____、_____、_____、_____。

5. 哌替啶的临床应用有_____、_____、_____及_____。

二、单项选择题

1. 吗啡的镇痛机制是
   A. 激动丘脑、脑室-导水管周围灰质阿片受体
   B. 抑制丘脑、脑室-导水管周围灰质阿片受体
   C. 激动边缘系统阿片受体
   D. 抑制边缘系统阿片受体
   E. 激动蓝斑核阿片受体

2. 哌替啶比吗啡常用的原因是

   A. 镇痛作用比吗啡强　　　　B. 无依赖性　　　　　　　C. 作用时间长

   D. 依赖性比吗啡弱　　　　　E. 对心血管系统影响小

3. 哌替啶禁用于

   A. 人工冬眠　　　　　　　　B. 创伤　　　　　　　　　C. 支气管哮喘

   D. 心源性哮喘　　　　　　　E. 麻醉前给药

4. 胆绞痛患者首选

   A. 吗啡　　　　　　　　　　B. 阿托品　　　　　　　　C. 阿司匹林

   D. 哌替啶 + 阿司匹林　　　　E. 吗啡 + 阿托品

5. 依赖性较小的药物是

   A. 哌替啶　　　　　　　　　B. 美沙酮　　　　　　　　C. 可待因

   D. 喷他佐辛　　　　　　　　E. 丁丙诺啡

6. 镇痛作用最强的药物是

   A. 吗啡　　　　　　　　　　B. 哌替啶　　　　　　　　C. 芬太尼

   D. 美沙酮　　　　　　　　　E. 喷他佐辛

7. 哌替啶应用错误的是

   A. 镇痛　　　　　　　　　　B. 人工冬眠　　　　　　　C. 麻醉前给药

   D. 止泻　　　　　　　　　　E. 心源性哮喘

8. 具阿托品样作用的镇痛药是

   A. 吗啡　　　　　　　　　　B. 曲马多　　　　　　　　C. 哌替啶

   D. 罗通定　　　　　　　　　E. 芬太尼

9. 临床上用于解救吗啡急性中毒药物是

   A. 喷他佐辛　　　　　　　　B. 纳洛酮　　　　　　　　C. 罗通定

   D. 曲马多　　　　　　　　　E. 布桂嗪

10. 吗啡的镇痛作用最适合于

   A. 胆绞痛　　　　　　　　　　　　　B. 分娩止痛

   C. 脑外伤所致疼痛　　　　　　　　　D. 其他镇痛药无效的急性锐痛

   E. 三叉神经痛

11. 属于吗啡禁忌证的是

   A. 癌症引起的疼痛　　　　　　　　　B. 心源性哮喘

   C. 支气管哮喘　　　　　　　　　　　D. 烧伤后疼痛

   E. 血压正常者的心绞痛

12. 患者,女,40 岁。突然发病,出现右上腹部疼痛难忍,呻吟不止,面色苍白伴大汗,常伴恶心和呕吐,并呈向右肩或右上背部放射痛。诊断:胆绞痛。下列药物中可选用的药物是

   A. 吗啡　　　　　　　　　　B. 喷他佐辛　　　　　　　C. 罗通定

   D. 吗啡 + 阿托品　　　　　　E. 喷他佐辛 + 阿托品

(13 ~ 14 题共用题干)

患者,男,67 岁。心力衰竭病史,突然呼吸困难,咳粉红色泡沫样痰,听诊有奔马律,X线示心脏增大,肺淤血。诊断为心源性哮喘。

13. 通过抑制呼吸缓解心源性哮喘的药物是

A. 呋塞米   B. 肾上腺素   C. 毛花苷丙

D. 哌替啶   E. 氨茶碱

14. 为缓解呼吸困难,可选用的措施是

A. 吸氧   B. 静脉滴注葡萄糖   C. 静脉注射尼可刹米

D. 静脉注射吗啡   E. 静脉注射哌替啶

三、问答题

哌替啶与吗啡相比有何特点?

四、案例分析

患者,女,54 岁。因右上腹闷胀不适、嗳气、厌油腻等症状就诊,经 B 超检查为胆结石。服用熊去氧胆酸片缓解。半年后,因食用油腻食物,劳累,呈现持续性右上腹痛,阵发性加剧,并向右肩背放射,伴有恶心、呕吐。就诊,B 超检查后确诊为胆结石。医生医嘱服用山莨菪碱(654-2)片,患者用后效果不明显,疼痛难忍,大汗淋漓。1 小时后,医生开出吗啡阿托品注射液 1ml 皮下注射。

请分析:患者服用山莨菪碱的目的是什么? 为什么注射吗啡阿托品? 单独注射吗啡或阿托品是否可以?

【参考答案】

一、填空题

1. 镇痛镇静;抑制呼吸;镇咳;缩瞳

2. 扩张血管;镇静;抑制呼吸

3. 阿片

4. 副作用;耐受性和依赖性;急性中毒;颅脑外伤所致的颅内高压;肺源性心脏病;支气管哮喘;肝功能严重减退者;分娩止痛和哺乳期妇女止痛

5. 镇痛;心源性哮喘;麻醉前给药;人工冬眠

二、单项选择题

1. A;2. D;3. C;4. E;5. D;6. C;7. D;8. C;9. B;10. D;11. C;12. D;13. D;14. A

三、问答题

①作用时间较短。吗啡镇痛维持时间为 4~6 小时,哌替啶镇痛维持时间为 2~4 小时。②镇痛、镇静作用较吗啡弱。镇痛强度为吗啡的 1/10,无明显的镇咳和缩瞳作用。③对内脏平滑肌兼具有阿托品样作用,故对胃肠、胆道、泌尿道、支气管平滑肌的作用较吗啡弱,不引起便秘,无止泻作用。④应用较吗啡广。可用于急性锐痛、心源性哮喘、麻醉前给药、人工冬眠。⑤依赖性较吗啡弱,产生较慢。

四、案例分析

使用山莨菪碱的目的是通过其阻断平滑肌上的 M 受体,缓解平滑肌痉挛,达到止痛的目的。

使用吗啡阿托品注射液主要用于胆绞痛。单独使用吗啡和阿托品效果不好。因为,吗啡可引起胆道平滑肌和奥狄括约肌收缩,胆囊内压升高,引起上腹部不适,甚至诱发胆绞痛。而阿托品对胆道平滑肌的松弛作用较弱。阿托品和吗啡配伍可抵消吗啡的收缩平滑肌,使吗啡的副作用减轻,并加强其治疗作用。所以两者合用可达到协同的作用,增强治疗效果。

(李秀丽)

第十六章

解热镇痛抗炎药

【学习要点】

解热镇痛抗炎共同的作用机制是抑制体内环氧化酶(COX)活性而使局部组织前列腺素(PGs)的生物合成减少。此类药物仅降低发热者体温,对正常体温几无影响;具有中等程度的镇痛作用,常用于慢性钝痛,其镇痛部位主要在外周,通过抑制炎症时的PGs的合成,减轻PGs的致痛作用及痛觉增敏作用;大多数药物都能抗炎、抗风湿,抑制炎症组织中PGs的合成,而缓解炎症反应,对控制风湿性及类风湿关节炎的临床症状有肯定疗效,但不能根治。

阿司匹林是本类药物的代表药,具有解热、镇痛、抗炎、抗风湿和抑制血小板聚集的作用,上述作用皆与抑制COX有关。临床上用于各种原因引起的发热、慢性钝痛、风湿性和类风湿关节炎的治疗和预防血栓栓塞性疾病等。较易引起胃肠道不良反应,除此之外,还可发生凝血功能障碍、过敏反应、水杨酸反应、瑞夷综合征等不良反应。

对乙酰氨基酚只有解热镇痛作用,无抗炎、抗风湿作用,胃肠道不良反应轻。

其他药物多数是以抗炎、抗风湿作用为主。

【测试练习】

一、名词解释

1. 阿司匹林哮喘   2. 水杨酸反应

二、填空题

1. 阿司匹林属于非_____类解热镇痛药,其作用机制是抑制_____,使_____生成减少。

2. 目前类风湿关节炎首选_____;对胃溃疡患者的发热首选_____。

3. 小剂量阿司匹林能抑制血小板内_____酶,减少_____合成,因而有抑制血小板聚集作用,可用于防治_____性疾病。

4. 对乙酰氨基酚具有较强的_____作用,但几无_____作用。

5. 阿司匹林的不良反应包括_____、_____、_____、_____、_____。

三、单项选择题

1. 关于解热镇痛抗炎药镇痛特点的叙述,正确的是

A. 镇痛部位主要在中枢

B. 抑制 PG 合成,可用于锐痛

C. 抑制缓激肽的释放

D. 对各种疼痛都有效

E. 减轻 PG 的致痛作用和痛觉增敏作用

2. 属于选择性 COX-2 抑制剂的是

A. 对乙酰氨基酚　　　　B. 吲哚美辛　　　　C. 布洛芬

D. 尼美舒利　　　　E. 非普拉宗

3. 对伴有胃溃疡的类风湿关节炎患者最好选用

A. 吲哚美辛　　　　B. 阿司匹林　　　　C. 布洛芬

D. 对乙酰氨基酚　　　　E. 保泰松

4. 关于解热镇痛药解热作用的叙述,错误的是

A. 仅降低发热者的体温,不影响正常体温

B. 能使发热者体温降至正常以下

C. 能使发热者体温降至正常

D. 通过抑制 PG 的合成发挥解热作用

E. 作用于体温调节中枢

5. 阿司匹林预防血栓形成的机制是

A. 抑制 PGI_2 的合成　　　　B. 促进 PGI_2 的合成

C. 抑制 TXA_2 的合成　　　　D. 促进 TXA_2 的合成

E. 抑制凝血酶原

6. 与双香豆素合用,可使双香豆素的抗凝血作用增强的药物是

A. 阿司匹林　　　　B. 吲哚美辛　　　　C. 哌替啶

D. 氯丙嗪　　　　E. 对乙酰氨基酚

7. 布洛芬主要用于

A. 镇静催眠　　　　B. 人工冬眠　　　　C. 风湿性关节炎

D. 创伤痛　　　　E. 抑郁症

8. 常作为感冒药复方成分的是

A. 对乙酰氨基酚　　　　B. 吲哚美辛　　　　C. 尼美舒利

D. 塞来昔布　　　　E. 非普拉宗

9. 不属于阿司匹林的禁忌证的是

A. 支气管哮喘　　　　B. 溃疡病　　　　C. 低凝血酶原血症

D. 血友病　　　　E. 冠心病

10. 长期大剂量服用阿司匹林引起的出血,治疗药物应选用

A. 维生素 A　　　　B. 维生素 E　　　　C. 维生素 D

D. 维生素 C　　　　E. 维生素 K

11. 关于阿司匹林的叙述,错误的是

A. 小剂量抑制血栓的形成　　　　B. 大剂量促进血栓的形成

C. 解热部位在中枢　　　　D. 镇痛部位在外周

E. 对内脏绞痛疗效好

12. 胃溃疡患者的发热宜选择
    A. 阿司匹林　　　　　　B. 吲哚美辛　　　　　　C. 对乙酰氨基酚
    D. 保泰松　　　　　　　E. APC

13. 可用于预防冠心病患者心肌梗死发生的药物是
    A. 对乙酰氨基酚　　　　B. 阿司匹林　　　　　　C. 美洛昔康
    D. 吲哚美辛　　　　　　E. 吗啡

14. 患者,男,36 岁。患风湿性关节炎伴有支气管哮喘,应禁用的药物是
    A. 阿司匹林　　　　　　B. 吲哚美辛　　　　　　C. 吡罗昔康
    D. 氯芬那酸　　　　　　E. 布洛芬

(15~16 题共用题干)

患者,女,65 岁。突发心前区疼痛、冷汗,遂来院就诊,诊断为急性心肌梗死。

15. 此时应首选的解热镇痛药以防止血栓形成的是
    A. 对乙酰氨基酚　　　　B. 阿司匹林　　　　　　C. 哌替啶
    D. 布洛芬　　　　　　　E. 美沙酮

16. 该药的不良反应不包括
    A. 成瘾性　　　　　　　B. 瑞夷综合征　　　　　C. 胃肠道反应
    D. 过敏反应　　　　　　E. 凝血功能障碍

四、问答题

1. 列表比较解热镇痛抗炎药与镇痛药、平滑肌解痉药在缓解疼痛方面的异同点。
2. 简述解热镇痛抗炎药的解热作用与氯丙嗪的降温作用有何不同。
3. 简述阿司匹林的作用及临床应用。

五、案例分析

患者,女,70 岁。因胃痛、头晕 1 个多月入院。该患者 2 个月前因风湿性关节炎服用阿司匹林,服用后关节症状好转,但出现胃痛、头晕现象。体检:BP 90/60mmHg,R 20 次/分,神清,精神较差,面色苍白,血常规示小细胞低色素性贫血,经诊断为缺铁性贫血。

请问:该患者为何会出现胃痛、贫血? 如该患者继续使用阿司匹林,该如何处理? 该药还可能引起哪些不良反应?

【参考答案】

一、名词解释

1. 某些哮喘患者服阿司匹林后可诱发支气管哮喘,称为"阿司匹林哮喘"。
2. 剂量过大(>5g/d)所致的眩晕、头痛、恶心、呕吐、耳鸣、视力和听力减退等中毒反应。

二、填空题

1. 选择性 COX 抑制;COX;PG
2. 阿司匹林;对乙酰氨基酚
3. COX;TXA_2;血栓栓塞
4. 解热镇痛;抗炎与抗风湿
5. 胃肠道反应;凝血功能障碍;过敏反应;水杨酸反应;瑞夷综合征

三、单项选择题

1. E;2. D;3. C;4. B;5. C;6. A;7. C;8. A;9. E;10. E;11. E;12. C;13. B;14. A;15. B;16. A

四、问答题

1.

类别	解热镇痛抗炎药	镇痛药	平滑肌解痉药
代表药	阿司匹林	吗啡	阿托品
作用部位	外周	中枢	内脏
作用机制	抑制 PG 合成和释放	激动阿片受体	阻断 M 受体
作用强度	中等	强大	较强(处于痉挛状态)
应用范围	慢性钝痛	急性锐痛	内脏绞痛
主要不良反应	胃肠道反应	依赖性	口干、心悸

2. 解热镇痛抗炎药只能降低发热者体温,对正常人体温无影响。氯丙嗪不但能降低发热者体温,还能使正常人体温降低,在配合物理降温的条件下,能使机体体温降低至34℃以下。

3. 阿司匹林具有较强的解热镇痛作用与抗炎、抗风湿、抗血小板聚集的作用。临床应用:①可用于预防心脑血管病和短暂性缺血性疾病的发作,如脑血栓、冠心病、心肌梗死、人工心脏瓣膜或其他手术后的血栓形成及血栓闭塞性脉管炎等;②慢性钝痛:头痛、牙痛、关节痛、肌肉痛、神经痛等;③感冒发热;④风湿性及类风湿关节炎。

五、案例分析

①阿司匹林所导致的胃溃疡出血。②与食物同服或餐后服用。普通片可压成粉末后加蜂蜜调服,或以水冲服。选用肠溶片、缓释片或胶囊可减轻或避免反应。③胃肠道反应、凝血功能障碍、过敏反应、水杨酸反应、瑞夷(Reye)综合征。

（徐　红）

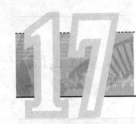

第十七章

中枢兴奋药与促大脑功能恢复药

【学习要点】

中枢兴奋药是一类选择性兴奋中枢神经系统,提高其功能活动的药物。此类药物随剂量的增加,其作用强度和范围也随之增大,用量过大可引起中枢神经系统广泛兴奋,甚至导致惊厥。中枢兴奋药主要用于治疗药物中毒或危重疾病所致的呼吸抑制或呼吸衰竭,对外周性呼吸抑制(如心跳骤停、呼吸肌麻痹等)效果较差。中枢兴奋药用量过大可引起中枢神经广泛兴奋,甚至惊厥,可用地西泮等抗惊厥药对抗。中枢兴奋药根据其作用部位和功能不同分为两类:①大脑皮质兴奋药;②呼吸中枢兴奋药。

咖啡因治疗量可选择性兴奋大脑皮质,较大剂量可直接兴奋延髓呼吸中枢和血管运动中枢,使呼吸加深、加快。尼可刹米治疗量可直接兴奋延髓呼吸中枢,也可刺激颈动脉体和主动脉体化学感受器,并提高呼吸中枢对 CO_2 的敏感性,使呼吸加深、加快。洛贝林通过刺激颈动脉体和主动脉体的化学感受器,反射性兴奋呼吸中枢。洛贝林安全范围大,不易致惊厥,常用于新生儿窒息的抢救。

促大脑功能恢复药主要用于脑损伤所致的意识障碍。常用药物有胞磷胆碱、吡拉西坦。

【测试练习】

一、填空题

1. 小剂量咖啡因可兴奋_____,较大剂量可直接兴奋_____中枢和_____中枢,中毒量可引起_____。

2. 咖啡因主要用于解救_____及_____药过量所致的呼吸抑制和循环衰竭。

3. 尼可刹米可直接兴奋_____,也可刺激_____和_____化学感受器,提高_____对 CO_2 的敏感性,使呼吸加深、加快。

4. 洛贝林安全范围_____,常用于_____、_____疾病所致的呼吸衰竭。

5. 中枢兴奋药过量易致惊厥,必须严格控制_____和_____,并密切观察患者用药后的反应。

二、单项选择题

1. 新生儿窒息首选
   A. 咖啡因　　　　　　B. 尼可刹米　　　　　　C. 洛贝林
   D. 胞磷胆碱　　　　　E. 吡拉西坦

2. 通过直接兴奋和反射兴奋呼吸中枢的药物是
    A. 咖啡因   B. 尼可刹米   C. 洛贝林
    D. 二甲弗林   E. 胞磷胆碱

3. 主要兴奋大脑皮质的药物是
    A. 尼可刹米   B. 咖啡因   C. 洛贝林
    D. 二甲弗林   E. 哌甲酯

4. 用于治疗偏头痛的药物是
    A. 咖啡因   B. 尼可刹米   C. 洛贝林
    D. 二甲弗林   E. 哌甲酯

5. 吗啡急性中毒引起的呼吸衰竭最好选用
    A. 洛贝林   B. 尼可刹米   C. 二甲弗林
    D. 胞磷胆碱   E. 咖啡因

6. 某男,呼吸抑制并有昏迷,皮肤黏膜为樱桃红色,诊断为一氧化碳中毒,为兴奋其呼吸,治疗药物宜选用
    A. 咖啡因   B. 多沙普仑   C. 洛贝林
    D. 二甲弗林   E. 哌甲酯

7. 某女,因肝癌剧痛用大剂量吗啡镇痛后出现昏迷、呼吸抑制,瞳孔为针尖大小,诊断为吗啡中毒,解救其呼吸抑制,治疗药物最好选用
    A. 咖啡因   B. 尼可刹米   C. 洛贝林
    D. 二甲弗林   E. 哌甲酯

(8~10 题共用题干)

患者,女,22 岁。近 2 天因受凉,出现畏寒、寒战、发热、流清鼻涕、头部胀痛,诊断为普通感冒,使用了阿司匹林。

8. 为增强阿司匹林的解热镇痛疗效,应联用
    A. 咖啡因   B. 尼可刹米   C. 洛贝林
    D. 二甲弗林   E. 哌甲酯

9. 该药的作用不包括
    A. 催眠   B. 兴奋心脏   C. 升高血压
    D. 兴奋呼吸   E. 促进胃酸分泌

10. 该药的临床应用不包括
    A. 中枢性呼吸抑制   B. 偏头痛   C. 感冒头痛
    D. 吗啡中毒致呼吸抑制   E. 惊厥

(11~12 题共用题干)

患者,男,35 岁。1 小时前口服大量地西泮,昏迷 30 分钟而入院,体格检查:呼吸 4 次/分,意识障碍,血压正常。

11. 为兴奋患者的呼吸中枢应选用
    A. 咖啡因   B. 尼可刹米   C. 阿托品
    D. 胞磷胆碱   E. 吡拉西坦

12. 静脉快速注射该药后,患者出现肌肉震颤、四肢抽搐,应立即选用
    A. 咖啡因   B. 地西泮   C. 肾上腺素

    D. 阿托品　　　　　　　E. 吡拉西坦

三、问答题

简述咖啡因的作用和临床应用。

四、案例分析

患者,男,52 岁。因 1 小时前口服大量苯巴比妥片出现意识障碍而住院。体查:体温 36℃,脉搏 68 次/分,呼吸 12 次/分,血压 114/76mmHg。昏睡状,皮肤发绀,诊断为急性苯巴比妥中毒。尼可刹米 2.5g 快速静脉注射时,患者出现血压升高、出汗及肌肉强直。

请分析:该患者在快速静脉注射尼可刹米时为什么出现血压升高、出汗及肌肉强直? 此时应如何处理? 应用尼可刹米有哪些注意事项?

【参考答案】

一、填空题

1. 大脑皮质;延髓呼吸;血管运动;惊厥
2. 严重传染;中枢抑制
3. 延髓呼吸中枢;颈动脉体;主动脉体;呼吸中枢
4. 大;新生儿窒息;小儿感染性
5. 剂量;适应证

二、单项选择题

1. C;2. B;3. B;4. A;5. B;6. C;7. B;8. A;9. A;10. E;11. B;12. B

三、问答题

作用:①中枢神经系统:小剂量兴奋大脑皮质,使人精神振奋,疲劳减轻,睡意消失,提高工作效率;较大剂量直接兴奋延髓呼吸中枢和血管运动中枢,使呼吸加深、加快,血压升高;中毒量引起中枢神经系统广泛兴奋,导致惊厥。②心血管系统:兴奋心脏,松弛外周血管。但对脑血管有收缩作用。③舒张胆道和支气管平滑肌,利尿及促进胃酸、胃蛋白酶分泌。

临床应用:用于解救严重传染病及中枢抑制药过量所致的呼吸抑制和循环衰竭;与解热镇痛药配伍治疗一般性头痛;与麦角胺配伍治疗偏头痛。

四、案例分析

快速静脉注射尼可刹米时,导致血液中尼可刹米过高,引起中枢神经系统广泛兴奋,包括交感神经兴奋,产生心脏兴奋,血管收缩,故出现血压升高、出汗及肌肉强直。

立即停用尼可刹米,并使用镇静催眠药地西泮,以降低中枢神经系统的兴奋性。若血压太高,还需用普萘洛尔降血压。

严格控制用量,勿使用量过大;掌握适应证,其中对吗啡中毒引起的呼吸抑制效果较好,对吸入麻醉药中毒次之,对巴比妥类中毒引起的呼吸抑制效果较差;密切观察用药后的效应,防止出现惊厥。

(谭安雄)

第十八章

利尿药与脱水药

【学习要点】

学习本章前预习肾的泌尿过程的相关知识。

高效能利尿药呋塞米主要作用于髓袢升支粗段,利尿作用强大,用于各型严重水肿和急性肺水肿等的治疗,可引起水、电解质紊乱及耳毒性。中效能利尿药氢氯噻嗪等主要作用于远曲小管近端,利尿作用温和持久,适用于各型轻、中度水肿,高血压和尿崩症,长期使用可致低钾血症、高血脂、高血糖等。低效能利尿药螺内酯和氨苯蝶啶主要作用于远曲小管末端和集合管,利尿作用弱,久用可致高钾血症,常与排钾利尿药合用治疗顽固性水肿。乙酰唑胺为碳酸酐酶抑制药,利尿作用很弱,可减少房水的产生,用于多种类型的青光眼。

常用的脱水药有甘露醇、山梨醇和高渗葡萄糖(50%),具有脱水作用和渗透性利尿作用。用于治疗脑水肿,预防急性肾衰竭,青光眼和促进体内毒物的排出等。其中甘露醇是临床降低颅内压的首选药。

【测试练习】

一、填空题

1. 强效能利尿药的作用部位在_____,中效能利尿药的作用部位在_____,弱效能利尿药的作用部位在_____。

2. 呋塞米可用于治疗_____、_____、_____和_____。

3. 呋塞米的不良反应有_____、_____、_____和_____。

4. 噻嗪类利尿药主要用于_____、_____和_____。

5. 氢氯噻嗪对代谢的影响可引起_____和_____。

6. 螺内酯可与_____竞争其受体,出现排_____及留_____作用。

7. 常用的脱水药有_____、_____和_____等。

8. 甘露醇的临床用途有_____、_____、_____和_____。

二、单项选择题

1. 呋塞米的利尿作用机制是

    A. 抑制肾小管碳酸酐酶

    B. 抑制 Na^+-Cl^- 共同转运子

    C. 抑制 Na^+-K^+-$2Cl^-$ 共转运子

    D. 对抗醛固酮的 Na^+-K^+ 交换过程

E. 抑制磷酸二酯酶,使 cAMP 增多

2. 可降低眼压,治疗青光眼的药物是
    A. 螺内酯　　　　　　　　B. 呋塞米　　　　　　　　C. 乙酰唑胺
    D. 氨苯蝶啶　　　　　　　E. 氯噻酮

3. 与醛固酮竞争醛固酮受体的利尿药是
    A. 乙酰唑胺　　　　　　　B. 呋塞米　　　　　　　　C. 螺内酯
    D. 氢氯噻嗪　　　　　　　E. 甘露醇

4. 糖尿病患者慎用的药物是
    A. 乙酰唑胺　　　　　　　B. 呋塞米　　　　　　　　C. 螺内酯
    D. 氢氯噻嗪　　　　　　　E. 甘露醇

5. 治疗急性肺水肿应选用的药物是
    A. 呋塞米　　　　　　　　B. 乙酰唑胺　　　　　　　C. 螺内酯
    D. 氢氯噻嗪　　　　　　　E. 甘露醇

6. 以下配伍用药不合理的是
    A. 氢氯噻嗪 + 螺内酯　　　B. 呋塞米 + 氯化钾　　　C. 氢氯噻嗪 + 氯化钾
    D. 呋塞米 + 氢氯噻嗪　　　E. 呋塞米 + 氨苯蝶啶

7. 以下利尿效果最强的药物是
    A. 呋塞米　　　　　　　　B. 乙酰唑胺　　　　　　　C. 螺内酯
    D. 氢氯噻嗪　　　　　　　E. 布美他尼

8. 可用于治疗尿崩症的利尿药是
    A. 呋塞米　　　　　　　　B. 乙酰唑胺　　　　　　　C. 螺内酯
    D. 氢氯噻嗪　　　　　　　E. 甘露醇

9. 关于螺内酯的叙述,错误的是
    A. 利尿作用弱、慢、持久　　　　　　B. 是排钠能力较低的利尿药
    C. 对切除肾上腺的动物有效　　　　　D. 具有抗醛固酮作用
    E. 用于醛固酮增多性水肿

10. 治疗肝性水肿应选用
    A. 乙酰唑胺　　　　　　　B. 呋塞米　　　　　　　　C. 螺内酯
    D. 氢氯噻嗪　　　　　　　E. 布美他尼

11. 易致耳毒性的利尿药是
    A. 呋塞米　　　　　　　　B. 氢氯噻嗪　　　　　　　C. 乙酰唑胺
    D. 氨苯蝶啶　　　　　　　E. 螺内酯

(12 ~ 13 题共用题干)

患者,男,48 岁。因慢性心功能不全致下肢水肿,经强心苷治疗,心功能改善,但水肿无好转,实验室检查显示:血浆醛固酮水平增高。

12. 为消除该患者水肿宜选用
    A. 呋塞米　　　　　　　　B. 氢氯噻嗪　　　　　　　C. 乙酰唑胺
    D. 布美他尼　　　　　　　E. 螺内酯

13. 长期应用该药可引起
    A. 高血钙　　　　　　　　B. 低血钙　　　　　　　　C. 高血钾

D. 低血钾　　　　　　　　E. 低血钠

三、问答题

1. 试述噻嗪类利尿药的作用、临床应用、不良反应及注意事项。

2. 急性脑水肿患者首选的脱水药是什么？简述应用时的注意事项。

四、案例分析

患者,女,67 岁。因心功能衰竭合并尿路感染入院治疗。用药过程:硫酸庆大霉素 8 万 U,一日 2 次,肌内注射;5% 葡萄糖注射液 250ml + 呋塞米 20mg,一日 1 次,静脉滴注。

请分析用药过程是否合理？为什么？

【参考答案】

一、填空题

1. 髓袢升支粗段;远曲小管近端;远曲小管和集合管

2. 严重水肿;抢救急性肺水肿和脑水肿;防治急、慢性肾衰竭;加速毒物排出

3. 水与电解质平衡紊乱;耳毒性;胃肠道反应;高尿酸血症

4. 水肿;高血压;尿崩症

5. 高血糖;高血脂

6. 醛固酮;钠;钾

7. 甘露醇;山梨醇;高渗葡萄糖

8. 脑水肿;青光眼;预防急性肾衰竭;大面积烧伤引起的水肿;促进体内毒物的排出

二、单项选择题

1. C;2. C;3. C;4. D;5. A;6. D;7. E;8. D;9. C;10. C;11. A;12. E;13. C

三、问答题

1. 噻嗪类的利尿作用和临床应用:①利尿作用:用于各种原因引起的水肿;②降压作用:用于治疗原发性高血压,常与其他药物联合应用;③抗利尿作用:用于治疗尿崩症。

不良反应及注意事项:①水、电解质紊乱:如低血钾、低血钠、低血氯性碱中毒等,其中低钾血症最为常见,应注意补钾或与留钾利尿药合用;②高尿酸血症:有痛风史者可诱发或加剧痛风症状,宜与促尿酸排泄的氨苯蝶啶合用;③对代谢的影响:可导致高血糖、高血脂,久用偶致高血钙,高脂血症患者、糖尿病患者慎用。

2. 脑水肿引起颅内压升高首选药为甘露醇静脉滴注。应用甘露醇的注意事项包括:①药品用前检查:甘露醇遇冷易结晶,故应用前应仔细检查,如有结晶,可置热水中或用力振荡待结晶完全溶解后再使用。②选择适宜滴速:滴速越快,血浆渗透压就越高,脱水作用就越强,疗效会越好,因此滴速不能过慢,一般要求在 20 分钟内滴完。但静脉滴速过快可致一过性头痛、眩晕、畏寒、视力模糊、心悸,甚至引起急性肾衰竭等。③避免药液外漏:静脉滴注发生药液外漏时可致局部组织肿痛,甚至坏死。一旦发生渗漏,需及时处理。④防治过敏反应:过敏反应少见,偶见哮喘、皮疹,甚至死亡。一旦出现过敏需及时停药,并采取抗过敏、对症等用药治疗。⑤注意禁忌证:因甘露醇能加重充血性心力衰竭和活动性颅内出血患者的病情,因此以上疾病禁用甘露醇。

四、案例分析

不合理。

呋塞米通过利尿及扩血管等作用可用于治疗心力衰竭,庆大霉素可用于泌尿系感染的治疗,但是庆大霉素和呋塞米均具有耳毒性,两药合用会增加耳毒性,尤其是老年患者耳毒性的发生率会增高。

（王　静）

第十九章

抗高血压药

【学习要点】

　　学习本章药物首先应了解构成血压的主要因素、血压调节的机制,进而根据药物作用部位和作用机制,学习掌握抗高血压药的分类。常用抗高血压药如利尿药、钙拮抗药、β 受体阻断药、血管紧张素转化酶抑制药、血管紧张素 Ⅱ 受体阻断药是目前公认的临床上最常用的降压效果较好的药物,因此也是学习的重点。要通过归纳比较,总结出不同类别及同类药物之间药物作用及应用的异同点,掌握常用抗高血压药物及其他各类代表药的主要作用、作用机制、临床应用及其主要不良反应和用药禁忌。了解抗高血压药临床用药原则,要根据患者病情的轻重缓急、有无并发症等具体情况,选用降压效果明显,不良反应少,患者依从性好,对患者心、脑、肾等重要器官有益或无不利影响的药物。

【测试练习】

一、名词解释
首剂现象

二、填空题

1. 卡托普利可与组织及血液循环中的_____竞争性结合_____并抑制其活性,使_____生成减少,血管扩张而降压。

2. 血管紧张素 Ⅱ 受体阻断药主要通过阻断_____受体,拮抗_____的心血管效应。

3. 甲基多巴的优点是_____。适用于_____,特别是伴有_____的高血压患者。

4. 高血压合并支气管哮喘、慢性阻塞性肺疾病者宜用_____、_____等,不用_____、_____。

5. 高血压合并高脂血症者宜用_____、_____,不用_____及_____。

6. 高血压合并消化性溃疡者可用_____,不用_____。

7. 伴糖尿病或高血脂的高血压患者不宜用_____;伴心动过缓或传导阻滞的高血压患者不宜用_____。

8. 主要松弛小动脉平滑肌的降压药是_____,对小动脉和小静脉都有松弛作用的降压药是_____,钾通道开放药有_____和_____。

9. 硝普钠可通过作用于血管内皮细胞,释放_____而扩张血管,主要用于治疗_____。

10. 拉贝洛尔既有_____受体阻断作用,也有_____受体阻断作用。

三、单项选择题

1. 关于硝苯地平的叙述,正确的是
   A. 血压降低的同时可以抑制心脏
   B. 对正常人和高血压患者都有降压作用
   C. 扩张血管作用比维拉帕米弱
   D. 心脏抑制作用比扩张血管作用强
   E. 可以扩张小动脉,并能解除冠状动脉痉挛

2. AT_1 受体阻断药的可能不良反应为
   A. 高血钾　　　　　B. 刺激性干咳　　　　　C. 味觉异常
   D. 水钠潴留　　　　E. 呼吸抑制

3. 短效制剂降压时常伴有反射性心动过速和肾素活性增高的药物是
   A. 哌唑嗪　　　　　B. 氢氯噻嗪　　　　　C. 普萘洛尔
   D. 硝苯地平　　　　E. 卡托普利

4. 对静脉和动脉舒张能力均较强的扩血管药物是
   A. 硝苯地平　　　　B. 硝普钠　　　　　C. 肼屈嗪
   D. 米诺地尔　　　　E. 哌唑嗪

5. 与卡托普利的降压作用有关的是
   A. 抑制血管内皮释放 NO　　　　　B. 抑制血管紧张素 I 生成
   C. 抑制血管紧张素转化酶　　　　　D. 促进缓激肽的降解
   E. 抑制 PGI_2 生成

6. 对血脂代谢产生有益作用的降压药是
   A. 哌唑嗪　　　　　B. 肼屈嗪　　　　　C. 噻嗪类药物
   D. 米诺地尔　　　　E. 利血平

7. 高血压急症伴有急性心肌梗死或左心衰竭的患者宜立即选用
   A. 二氮嗪　　　　　B. 肼屈嗪　　　　　C. 硝苯地平
   D. 硝普钠　　　　　E. 哌唑嗪

8. 不属于依那普利的作用机制的是
   A. 抑制肾素血管紧张素系统　　　　B. 减少缓激肽降解
   C. 逆转血管重构　　　　　D. 促进前列腺素合成
   E. 中枢交感神经活性降低

9. 关于应用哌唑嗪后机体反应的叙述,错误的是
   A. 肾血流量基本无变化　　　　B. 高密度脂蛋白减少
   C. 总胆固醇降低　　　　　D. 小动脉、小静脉均扩张
   E. 部分患者可能发生首剂效应

10. 高血压伴外周血管痉挛性疾病时宜选用
    A. 硝苯地平　　　　B. 氢氯噻嗪　　　　C. 普萘洛尔
    D. 卡托普利　　　　E. 哌唑嗪

11. 长期用药突然停药易出现心率加快的药物是
    A. 哌唑嗪　　　　　B. 氢氯噻嗪　　　　C. 普萘洛尔

D. 维拉帕米　　　　　　　　　　E. 卡托普利

12. 高血压伴消化性溃疡的患者不宜选用
    A. 利血平　　　　　　　　B. 可乐定　　　　　　　　C. 哌唑嗪
    D. 氢氯噻嗪　　　　　　　E. 卡托普利

13. 具有中枢降压作用的是
    A. 莫索尼定　　　　　　　B. 氯沙坦　　　　　　　　C. 氢氯噻嗪
    D. 硝苯地平　　　　　　　E. 卡托普利

14. 高血压伴痛风和糖耐量异常的患者不宜选用
    A. 普萘洛尔　　　　　　　B. 氯沙坦　　　　　　　　C. 哌唑嗪
    D. 氢氯噻嗪　　　　　　　E. 卡托普利

15. 可作为吗啡成瘾者戒毒的抗高血压药物是
    A. 可乐定　　　　　　　　B. 甲基多巴　　　　　　　C. 利血平
    D. 普萘洛尔　　　　　　　E. 卡托普利

16. 治疗伴有溃疡病的高血压患者首选
    A. 利血平　　　　　　　　B. 可乐定　　　　　　　　C. 甲基多巴
    D. 肼屈嗪　　　　　　　　E. 米诺地尔

17. 与肼屈嗪合用,既可增加降压效果又可减轻心悸不良反应的是
    A. 二氮嗪　　　　　　　　B. 米诺地尔　　　　　　　C. 哌唑嗪
    D. 普萘洛尔　　　　　　　E. 氢氯噻嗪

18. 关于钙拮抗剂的叙述,正确的是
    A. 硝苯地平可降低血浆肾素活性,合用 β 受体阻断药可对抗之
    B. 氨氯地平为短效钙拮抗药
    C. 尼群地平对缺血心肌细胞具有保护作用
    D. 拉西地平降压作用温和,作用持续时间短
    E. 硝苯地平适用于伴有心绞痛及急性心肌梗死的高血压患者

19. 伴有肾功能不良的高血压患者宜选用
    A. 氢氯噻嗪　　　　　　　B. 利血平　　　　　　　　C. 硝普钠
    D. 肼屈嗪　　　　　　　　E. 卡托普利

20. 可乐定的降压机制
    A. 激动中枢的 I_1 咪唑啉受体　　　B. 激动中枢的 α_1 受体
    C. 阻断中枢的 α_2 受体　　　　D. 阻断中枢的 α_1 受体
    E. 激动中枢的 M 受体

21. 关于卡托普利的叙述,错误的是
    A. 降低外周血管阻力　　　　　　　B. 可用于治疗充血性心力衰竭
    C. 与利尿药合用可增强其降压作用　D. 可增加体内醛固酮水平
    E. 适于治疗 I、II 级原发性或肾性高血压

22. 长期使用利尿药的降压机制主要是
    A. 排 Na^+ 利尿,降低血容量
    B. 降低血浆肾素活性
    C. 增加血浆肾素活性

  D. 减少小动脉壁细胞内 Na^+,进而使细胞内 Ca^{2+} 含量降低

  E. 抑制醛固酮分泌

23. 关于氯沙坦的叙述,错误的是

  A. 为选择性 AT_1 受体阻断药

  B. 可使血管扩张,血压下降,心脏负荷减轻

  C. 可促进心血管重构,改善心功能

  D. 可增加肾血流量和肾小球滤过率,具有肾脏保护作用

  E. 适用于高血压合并肾病或糖尿病性肾病患者

24. 首次用药可引起较严重的直立性高血压的降压药是

  A. 可乐定   B. 硝苯地平   C. 普萘洛尔

  D. 哌唑嗪   E. 卡托普利

25. 有支气管哮喘病史的高血压患者,在选用抗高血压药时禁用

  A. 哌唑嗪   B. 普萘洛尔   C. 卡托普利

  D. 氨氯地平   E. 可乐定

26. 遇光易破坏,应现用现配,且静脉滴注时应避光的药物是

  A. 肼屈嗪   B. 莫索尼定   C. 硝普钠

  D. 尼群地平   E. 利血平

27. 卡托普利引起刺激性干咳的原因是

  A. 抑制缓激肽的降解,使缓激肽蓄积   B. 抑制单胺氧化酶,使 NA 蓄积

  C. 抑制环氧酶,使 PG 合成减少   D. 抑制 AChE,使 ACh 蓄积

  E. 兴奋脂氧酶,使白三烯蓄积

28. 能防止和逆转慢性心功能不全的心室肥厚并能降低病死率的药物是

  A. 地高辛   B. 米力农   C. 氢氯噻嗪

  D. 硝普钠   E. 卡托普利

29. 高血压伴有快速性心律失常患者最好选用

  A. 硝苯地平   B. 尼莫地平   C. 普萘洛尔

  D. 卡托普利   E. 氢氯噻嗪

30. 可引起心率加快的降压药是

  A. 普萘洛尔   B. 哌唑嗪   C. 卡托普利

  D. 肼屈嗪   E. 依那普利

(31 ~ 32 题共用题干)

  患者,女,62 岁。有支气管哮喘病史 20 余年,近来常出现头晕、失眠,到社区诊所测血压 165/95mmHg,医生诊断为高血压。

31. 该患者不可选用的降压药是

  A. 卡托普利   B. 普萘洛尔   C. 氨氯地平

  D. 氯沙坦   E. 哌唑嗪

32. 该药的临床用途不包括

  A. 窦性心动过速   B. 变异型心绞痛   C. 甲状腺功能亢进

  D. 充血性心力衰竭   E. 心肌梗死

四、问答题

1. 试述卡托普利的抗高血压作用机制。
2. 试述普萘洛尔降血压的机制及临床应用。
3. 氢氯噻嗪的降压作用机制是什么？临床用途和主要不良反应是什么？

五、案例分析

患者,男,68 岁。患高血压。体检:血压 160/110mmHg,心电图示心肌损害。给药情况:卡托普利 25mg,一日 3 次;氢氯噻嗪 12.5mg,一日 1 次。患者用药 7 日后出现恶心、头晕、无力、出冷汗、心悸。测血压:120/90mmHg。

试分析出现上述症状的原因。如何处理?

【参考答案】

一、名词解释

首剂现象是指首次用药引起的较严重的不良反应,如某些患者首次服用哌唑嗪在 1 小时内出现的严重的症状性直立性低血压。

二、填空题

1. AT I ;ACE;AT II
2. AT_1 ;AT II
3. 不影响肾功能;II 级高血压;肾功能不全
4. 钙拮抗药;利尿药;β 受体阻断药;ACEI
5. α 受体阻断药;钙拮抗药;利尿药;β 受体阻断药
6. 可乐定;利血平
7. 氢氯噻嗪;普萘洛尔
8. 肼屈嗪;硝普钠;吡那地尔;米诺地尔
9. NO;高血压急症
10. $β(β_1、β_2)$;$α_1$

三、单项选择题

1. E;2. A;3. D;4. B;5. C;6. A;7. D;8. E;9. B;10. E;11. C;12. A;13. A;14. D;15. A;16. B;17. D;18. C;19. E;20. A;21. D;22. D;23. C;24. D;25. B;26. C;27. A;28. E;29. C;30. D;31. B;32. B

四、问答题

1. ①卡托普利与组织及血液循环中的 AT I 竞争性结合 ACE 并抑制其活性,使 AT II 生成减少,血管扩张而降压;②减少缓激肽的降解:缓激肽本身具有扩血管作用,还可促进 NO 释放和前列腺素合成,从而增强扩血管效应,使血压下降;③缓解或逆转心血管病理性重构:卡托普利与组织中的 ACE 结合较持久,抑制作用较强,因此能预防和逆转 AT II 引起的心室与血管重构;④减少醛固酮分泌:减少水钠潴留,使血容量降低,血压下降;⑤抑制交感神经递质释放:交感神经张力降低,血压下降。

2. ①阻断心肌 $β_1$ 受体,抑制心肌收缩力并减慢心率,使心排血量减少而降压;②阻断肾脏的 $β_1$ 受体,抑制肾球旁细胞分泌及释放肾素;③阻断去甲肾上腺素能神经突触前膜的 $β_2$ 受体,抑制其正反馈作用,减少去甲肾上腺素的释放;④阻断下丘脑、延髓等部位的 β 受体,抑制兴奋性神经元,使外周交感神经张力降低而降压。临床上用于治疗Ⅰ、Ⅱ级高血压,对心排血量及肾素活性偏高的高血压患者疗效较好,特别是对高血压合并心绞痛、某些心律失常(如心房纤颤、室性期前收缩)、脑血管病变等患者更为适用。

3. 用药初期的降压作用机制是排钠利尿引起体内钠、水负平衡,使体内有效血容量减少而降压;长期用药的降压机制是由于排钠造成血管平滑肌内 Na^+ 减少,Na^+-Ca^{2+} 交换减少,降低细胞内 Ca^{2+} 含量,导致血管平滑肌舒张而降压。临床用途:单独应用治疗轻度高血压,与抗高血压药合用治疗中、重度高血压。主要不良反应有低血钾、高血糖、高血脂、高尿酸血症。

五、案例分析

患者用药后所出现的不良症状及血压骤降与卡托普利用量偏大及两药的协同作用相关。卡托普利与氢氯噻嗪联合治疗高血压可有协同作用,而且有些患者刚开始用血管紧张素转换酶抑制剂时有可能出现血压剧降。因此,卡托普利与利尿药合用,建议起始剂量为6.25mg,一日服2次。

(罗跃娥)

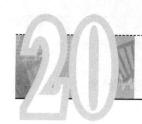

第二十章

抗心律失常药

【学习要点】

学习本章节需预习正常心肌电生理知识,了解心律失常发生的电生理学基础,真正理解冲动形成异常、冲动传导异常中的一些基本概念如自律性、有效不应期、后除极与触发活动、传导障碍、折返激动等,这样对学习掌握本章节内容会有很大帮助。在此基础上根据抗心律失常药的基本电生理作用和作用机制,掌握药物分类情况。如钠通道阻滞药因作用强度不同可分为三类,其他类药物依据作用的受体和离子通道不同分别归为 β 肾上腺素受体阻断药、延长动作电位时程药、钙通道阻滞药等。各类药物因其作用部位、作用特点、作用强度的差异以及对心肌细胞自律性、传导性、ERP 的不同影响,决定了其临床应用也各有侧重。要针对各类药物的特点(或特殊性)进行归纳总结,如可根据心律失常的类别、临床应用效果、严重不良反应及禁忌证等进行分类整理和记忆。

【测试练习】

一、名词解释

1. 后除极与触发活动
2. 折返激动

二、填空题

1. 抗心律失常药钙拮抗剂的代表药是_____,主要用于治疗_____。

2. 胺碘酮属于_____药,临床上可用于_____。

3. 利多卡因可选择性作用于_____,促进_____,降低其自律性。主要用于_____。

4. 奎尼丁可降低细胞膜对_____的通透性,主要抑制_____内流与_____外流。

5. 维拉帕米不宜与 _____、_____ 等合用,以免抑制窦房结、房室结,引起_____和_____。

6. 利多卡因主要用于治疗_____心律失常,常采用_____给药方法。

三、单项选择题

1. 关于抗心律失常药的叙述,正确的是

    A. 阵发性室性心动过速首选维拉帕米

    B. 利多卡因能绝对延长普肯耶纤维 ERP

    C. 奎尼丁可阻抑 3 相 K^+ 外流,相对延长 ERP

    D. 抗心律失常药延长 ERP 有利于消除折返激动现象

E. 奎尼丁可使折返激动时的双向阻滞变为单向阻滞而消除折返

2. 属于延长动作电位时程药的是
   A. 利多卡因　　　　　B. 胺碘酮　　　　　C. 维拉帕米
   D. 奎尼丁　　　　　　E. 苯妥英钠

3. 美西律主要用于治疗
   A. 室性心律失常　　　B. 房颤　　　　　　C. 房扑
   D. 室上性心动过速　　E. 窦性心动过速

4. 奎尼丁引起的最严重的不良反应是
   A. 胃肠道反应　　　　B. 金鸡纳反应　　　C. 房室传导阻滞
   D. 低血压　　　　　　E. 奎尼丁晕厥

5. 可用于治疗窦性心动过速的首选药是
   A. 奎尼丁　　　　　　B. 美西律　　　　　C. 苯妥英钠
   D. 普萘洛尔　　　　　E. 利多卡因

6. 下列选项错误的是
   A. 利多卡因可选择性降低普肯耶纤维的自律性
   B. 利多卡因对室性心律失常有效
   C. 普萘洛尔可用于窦性心动过速
   D. 维拉帕米适用于阵发性室上性心动过速
   E. 苯妥英钠禁用于强心苷中毒所引起的房性心律失常

7. 利多卡因降低心肌自律性的机制为
   A. 抑制 Ca^{2+} 内流　　　　　　B. 促进 Ca^{2+} 内流
   C. 促进 K^+ 内流　　　　　　　 D. 促进 Na^+ 内流
   E. 促进 K^+ 外流

8. 仅用于室性心律失常有效的药物是
   A. 利多卡因　　　　　B. 奎尼丁　　　　　C. 普萘洛尔
   D. 维拉帕米　　　　　E. 胺碘酮

9. 维拉帕米可用于
   A. 病窦综合征　　　　　　　　B. 阵发性室上性心动过速
   C. 心功能不全　　　　　　　　D. 二、三度房室传导阻滞
   E. 心源性休克

10. 治疗强心苷引起的室性期前收缩的首选药物为
    A. 美西律　　　　　　B. 氟卡尼　　　　　C. 利多卡因
    D. 苯妥英钠　　　　　E. 普罗帕酮

11. ⅠB类药物不包括
    A. 利多卡因　　　　　B. 苯妥英钠　　　　C. 奎尼丁
    D. 美西律　　　　　　E. 妥卡尼

12. 对急性心肌梗死并发的室性心动过速可首选
    A. 普萘洛尔　　　　　B. 奎尼丁　　　　　C. 维拉帕米
    D. 利多卡因　　　　　E. 地高辛

13. 关于利多卡因的叙述,错误的是

A. 促进 4 相 K^+ 外流,抑制普肯耶纤维的自律性

B. 主要用于室性心律失常

C. 高浓度的利多卡因可加快传导

D. 口服易吸收,但因首过效应明显,常静脉给药

E. 促进普肯耶纤维 3 相 K^+ 外流,相对延长 ERP

14. 对阵发性室上性心动过速宜首选

    A. 奎尼丁   B. 胺碘酮   C. 苯妥英钠

    D. 利多卡因   E. 维拉帕米

15. 长期大量应用胺碘酮最为严重的不良反应是

    A. 肝损害   B. 角膜褐色微粒沉着

    C. 甲状腺功能亢进或低下   D. 窦性心动过缓、房室传导阻滞

    E. 形成肺纤维化

16. 普鲁卡因胺引起的最严重的不良反应是

    A. 胃肠道反应   B. 红斑狼疮样综合征   C. 皮疹

    D. 药物热   E. 直立性低血压

17. 房室传导阻滞,心率每分钟 50 次,宜选用

    A. 阿托品静脉注射   B. 硝酸甘油舌下含化   C. 毛花苷丙静脉注射

    D. 氯化钾静脉滴注   E. 利多卡因静脉注射

18. 应用奎尼丁治疗心房纤颤时,常先用强心苷,因为后者能

    A. 对抗奎尼丁引起的心脏抑制   B. 对抗奎尼丁的血管扩张作用

    C. 防止室性心动过速的产生   D. 增加奎尼丁抗房颤的作用

    E. 提高奎尼丁的血药浓度

19. 关于普萘洛尔的抗心律失常作用机制的叙述,错误的是

    A. 阻断心肌 $β_1$ 受体   B. 降低窦房结、普肯耶纤维的自律性

    C. 抑制房室结,延长房室结 ERP   D. 产生负性频率作用

    E. 高浓度时能明显提高普肯耶纤维的传导性

20. 关于抗心律失常药的叙述,错误的是

    A. 奎尼丁为钠通道阻滞药,能降低普肯耶纤维的自律性

    B. 利多卡因用于室性心律失常疗效好

    C. 维拉帕米常不宜与普萘洛尔合用于快速性心律失常

    D. 胺碘酮可明显延长心房、心室的 APD 和 ERP,为广谱抗心律失常药

    E. 普鲁卡因胺有较强的抗胆碱作用和 α 受体阻断作用

(21~22 题共用题干)

患者,女,58 岁。心慌胸闷两天,查体:心率 84 次/分,间歇发作可闻及期前收缩。心电图:4 次快速的宽大畸形 QRS 波,可见室性融合波。化验:血钾正常。临床诊断:阵发性室性心动过速。

21. 该患者可选用

    A. 普罗帕酮   B. 奎尼丁   C. 苯妥英钠

    D. 维拉帕米   E. 地尔硫草

22. 关于该药的叙述,错误的是

A. 能降低普肯耶纤维的自律性　　　B. 能延长 APD 和 ERP

C. 无局部麻醉作用　　　　　　　　D. 具有 β 受体阻断作用

E. 具有钙通道阻滞作用

四、问答题

1. 简述利多卡因的抗心律失常作用及应用。

2. 简述抗心律失常药的分类及各类代表药物。

五、案例分析

患者,男,70 岁。患心肌梗死、房颤及心力衰竭。给药情况:地高辛 0.25mg,每日 1 次;维拉帕米 80mg,每日 2 次,10 日量。患者连续使用上述药物 2 天后,监测地高辛血药浓度为 1.4μg/L,连用到 7 日,患者突然晕倒,心搏骤停,血药浓度监测为 4μg/L。

试分析其原因。

【参考答案】

一、名词解释

1. 后除极是指在一个动作电位 0 相除极后,发生在 2、3 或 4 相中的除极,由后除极所触发的异常冲动的发放称为触发活动。

2. 冲动经传导通路下传后经另一通路折回原处再次兴奋心肌的现象。

二、填空题

1. 维拉帕米;室上性快速性心律失常

2. 延长动作电位时程;多种室上性和室性心律失常

3. 普肯耶纤维;K^+ 外流;各种室性心律失常

4. Na^+、K^+;Na^+;K^+

5. β 受体阻断药;奎尼丁;心动过缓;传导阻滞

6. 室性;静脉

三、单项选择题

1. D;2. B;3. A;4. E;5. D;6. E;7. E;8. A;9. B;10. D;11. C;12. D;13. C;14. E;15. E;16. B;17. A;18. C;19. E;20. E;21. A;22. C

四、问答题

1. ①降低自律性:选择性作用于普肯耶纤维,促进 K^+ 外流,使最大舒张电位增大,提高心室致颤阈,消除异位节律;②相对延长 ERP:这与利多卡因促进 3 相 K^+ 外流及阻滞 2 相 Na^+ 内流有关,使 ERP 相对延长,有利于消除折返;③治疗量血药浓度对传导系统无明显影响,但在细胞外高 K^+ 及酸性环境中(如心肌缺血区)能明显减慢传导。

临床主要用于室性心律失常,对室性期前收缩、室性心动过速、心室纤颤等有效。特别是对急性心肌梗死并发的室性心律失常有显著效果,可作为首选。也常用于防治心脏手术、全身麻醉、强心苷中毒、电转律后等引起的各种室性心律失常。

2. Ⅰ类:钠通道阻滞药。包括ⅠA 类:适度阻滞钠通道,如奎尼丁;ⅠB 类:轻度阻滞钠通道,如利多卡因;ⅠC 类:重度阻滞钠通道,如普罗帕酮。Ⅱ类:β 受体阻断药,如普萘洛尔。Ⅲ类:延长动作电位时程药,如胺碘酮。Ⅳ类:钙通道阻滞药,如维拉帕米。

五、案例分析

患者出现上述症状系强心苷中毒。地高辛血药浓度为 $4\mu g/L$，比中毒浓度的 $2\mu g/L$ 高出 1 倍，中毒症状必然出现。老年人肾功能减退，地高辛剂量应酌减。

地高辛与某些抗心律不齐药物如维拉帕米、奎尼丁、胺碘酮合用时，因这些药物为肝药酶抑制剂，使地高辛体内清除率下降，半衰期延长，因此若要联用，地高辛初始剂量应减少或减半，疗程限制在 3 日之内。

（罗跃娥）

第二十一章

治疗心力衰竭的药物

【学习要点】

学习本章节前应预习心力衰竭的病理生理过程的相关知识。

目前临床用于治疗心力衰竭的药物主要有血管紧张素转换酶抑制剂(ACEI)、利尿药、β受体阻断药、正性肌力药和血管扩张药等。

ACEI通过抑制血管紧张素Ⅰ转化为血管紧张素Ⅱ,从而减弱血管紧张素Ⅱ的缩血管和促醛固酮增加作用,并能预防和逆转心肌和血管的重构。是目前临床广泛用于治疗心力衰竭的药物。

利尿药具有排钠利尿、降低血容量的作用。长期用药可使血管张力减弱,从而降低心脏前、后负荷,改善心功能,是目前治疗心功能不全的一线药。

强心苷选择性地与心肌细胞膜上的强心苷受体 Na^+, K^+-ATP 酶结合并抑制其活性,发挥正性肌力作用。同时具有负性频率、负性传导、利尿和扩血管等作用。临床用于治疗心力衰竭和某些心律失常(心房纤颤、心房扑动及阵发性室上性心动过速),强心苷虽然不再是治疗心力衰竭的一线药物,但在心力衰竭伴有心房纤颤时仍是首选药。强心苷的安全范围较小,长期应用容易中毒。中毒表现为心脏毒性、胃肠道反应和神经系统症状。非苷性正性肌力药包括β受体激动药和磷酸二酯酶抑制药,如多巴酚丁胺和米力农等。

血管扩张药可舒张外周血管,减轻心脏前、后负荷,使心排血量增加,进而改善心功能。常用药物有硝酸甘油、硝普钠、肼屈嗪等。

【测试练习】

一、填空题

1. ACEI 治疗心功能不全的作用有_____、_____、_____和_____。

2. 强心苷临床适应证有_____、_____、_____和_____。

3. 强心苷的不良反应包括_____、_____和_____。

4. 强心苷中毒的停药指征包括_____、_____和_____,其中最严重的毒性反应是_____,强心苷中毒最常见的心律失常为_____。

5. 强心苷中毒引起的室性心律失常可选用_____、_____或_____治疗,房室传导阻滞或心动过缓可用_____治疗。对严重危急病例应用_____有良好效果。

6. 治疗充血性心力衰竭的正性肌力药有_____、_____和_____。

二、单项选择题

1. 关于强心苷对心肌电生理特性影响的叙述,错误的是
   A. 降低窦房结的自律性
   B. 减慢房室结的传导速度
   C. 降低普肯耶纤维的自律性
   D. 兴奋迷走神经,促进 K^+ 外流,缩短心房有效不应期
   E. 缩短普肯耶纤维的有效不应期

2. 强心苷中毒时,不宜补钾盐的是
   A. 室性期前收缩　　　　B. 室性心动过速　　　　C. 房性心动过速
   D. 房室传导阻滞　　　　E. 二联律

3. 下列不属于强心苷的适应证的是
   A. 充血性心力衰竭　　　B. 室性心律失常　　　　C. 室上性心动过速
   D. 心房纤颤　　　　　　E. 心房扑动

4. 具有正性肌力作用并能降低心力衰竭氧耗的药物是
   A. 多巴胺　　　　　　　B. 肾上腺素　　　　　　C. 地高辛
   D. 麻黄碱　　　　　　　E. 异丙肾上腺素

5. 地高辛最佳的适应证是
   A. 肺源性心脏病引起的心力衰竭　　　B. 严重二尖瓣病引起的心力衰竭
   C. 严重贫血引起的心力衰竭　　　　　D. 甲状腺功能亢进引起的心力衰竭
   E. 伴有心房颤动的心力衰竭

6. 强心苷中毒时,可选用阿托品的是
   A. 室性期前收缩　　　　　　　　　　B. 室性心动过速
   C. 阵发性室上性心动过速　　　　　　D. 房室传导阻滞
   E. 心房颤动

7. 血管扩张药治疗心力衰竭的药理学依据主要是
   A. 扩张冠状动脉,增加心肌供氧量　　B. 降低血压
   C. 降低心排血量　　　　　　　　　　D. 减少心肌耗氧量
   E. 减轻心脏的前、后负荷

8. 能够选择性地激动心脏 β_1 受体,增强心肌收缩力的药物是
   A. 硝酸甘油　　　　　　B. 多巴酚丁胺　　　　　C. 米力农
   D. 维拉帕米　　　　　　E. 卡托普利

9. 强心苷治疗心房扑动的机制主要是
   A. 缩短心房有效不应期　　　　　　　B. 抑制房室结的传导作用
   C. 抑制窦房结　　　　　　　　　　　D. 降低普肯耶纤维的自律性
   E. 延长心房有效不应期

10. 强心苷用于阵发性室上性心动过速的机制是
    A. 降低心肌的自律性　　　　　　　　B. 改善心肌缺血状态
    C. 降低心房的自律性　　　　　　　　D. 兴奋迷走神经、抑制房室传导
    E. 增加房室传导性

11. 强心苷中毒出现房室传导阻滞宜选用

    A. 肾上腺素   B. 利多卡因   C. 苯妥英钠

    D. 阿托品   E. 奎尼丁

12. 强心苷心脏毒性的发生机制是

    A. 兴奋心肌细胞膜 Na^+,K^+-ATP 酶   B. 抑制心肌细胞膜 Na^+,K^+-ATP 酶

    C. 使心肌细胞内 K^+ 增加   D. 使心肌细胞内 Ca^{2+} 增加

    E. 增加心肌抑制因子的释放

13. 不能用于治疗慢性心功能不全的药物是

    A. 多巴酚丁胺   B. 米力农   C. 洋地黄毒苷

    D. 氢氯噻嗪   E. 地尔硫䓬

14. 强心苷中毒最早期的症状是

    A. ECG 出现 Q-T 间期缩短   B. 头痛   C. 胃肠道反应

    D. 房室传导阻滞   E. 黄绿视症

15. 能提高细胞内 cAMP 水平的是

    A. 多巴酚丁胺   B. 米力农   C. 洋地黄毒苷

    D. 氢氯噻嗪   E. 地尔硫䓬

16. 能防止和逆转心室重构的药物是

    A. 地高辛   B. 卡托普利   C. 扎莫特洛

    D. 哌唑嗪   E. 米力农

17. 关于治疗心力衰竭的药物的叙述,错误的是

    A. 米力农具有正性肌力作用和血管扩张作用

    B. 长期应用利尿药可致血管平滑肌细胞中 Na^+ 减少

    C. 长期应用 β 受体阻断药可以下调心脏的 $β_1$ 受体,改善心肌收缩性能

    D. β 受体阻断药可抑制肾素-血管紧张素-醛固酮系统,使心室重构逆转

    E. 扎莫特罗为选择性 $β_1$ 受体部分激动药,对交感神经具有双向调节作用

18. 用于治疗高血压和慢性心功能不全的是

    A. 地高辛   B. 卡托普利   C. 硝苯地平

    D. 硝酸甘油   E. 多巴酚丁胺

(19 ~ 21 题共用题干)

患者,女,58 岁。患原发性高血压、慢性心功能不全 10 年,经强心、利尿治疗好转,但近日病情加重,出现心慌、气短、下肢水肿加重。

19. 继续治疗最好加用的药物是

    A. 卡托普利   B. 硝苯地平   C. 肼屈嗪

    D. 哌唑嗪   E. 氨茶碱

20. 该药物治疗心力衰竭的优点不包括

    A. 抑制心室重构   B. 降低心脏负荷

    C. 改善肾功能   D. 降低心功能不全的病死率

    E. 增加心肌收缩力

21. 该药物作用机制是

    A. 阻断 $β_1$ 受体   B. 激动 $β_1$ 受体

    C. 抑制 Na^+,K^+-ATP 酶   D. 抑制血管紧张素转换酶

E. 抑制磷酸二酯酶

三、问答题

1. 强心苷的主要不良反应是什么？哪些因素能增加其毒性？

2. 简述 β 受体阻断药治疗慢性心功能不全的机制和临床用药注意事项。

四、案例分析

患者,女,56 岁。因充血性心力衰竭给予地高辛和氢氯噻嗪,连续治疗 1 个月后,病情好转,但患者出现恶心、呕吐、心悸等症状,经检查心电图示为室性期前收缩,地高辛血药浓度为 3.2ng/ml。

请分析该患者出现上述反应的原因,如何进行防治?

【参考答案】

一、填空题

1. 改善血流动力学;抑制心肌及血管的重构;降低外周血管阻力;抑制醛固酮分泌

2. 心力衰竭;心房纤颤;心房扑动;阵发性室上性心动过速

3. 心脏毒性反应;胃肠道反应;神经系统症状

4. 黄绿视症;室性期前收缩;窦性心动过缓;心脏毒性;室性期前收缩

5. 钾盐;苯妥英钠;利多卡因;阿托品;地高辛抗体

6. 强心苷类;β 受体激动药;磷酸二酯酶抑制药

二、单项选择题

1. C;2. D;3. B;4. C;5. E;6. D;7. E;8. B;9. A;10. D;11. D;12. B;13. E;14. C;15. B;16. B;17. C;18. B;19. A;20. E;21. D

三、问答题

1. 地高辛的不良反应主要有:①心脏毒性反应:为强心苷最严重的不良反应,可出现各种心律失常,如室性期前收缩和心动过速、房室传导阻滞、窦性心动过缓等;②胃肠道反应:表现为畏食、恶心、呕吐、腹痛、腹泻等;③神经系统症状:可有头痛、眩晕、失眠、疲倦、谵妄、惊厥、视色障碍(黄绿视症、视力模糊)等。

增加地高辛毒性的因素有:①低血钾、高血钙、低血镁、心肌缺氧、酸碱平衡失调、高龄等。②药物相互作用,如奎尼丁、胺碘酮、维拉帕米等减少地高辛自肾脏排泄,增加其毒性;拟肾上腺素药可以增加心肌对地高辛的敏感性,也易致地高辛中毒。

2. β 受体阻断药的抗慢性心功能不全的作用机制是:①降低交感神经张力,使心脏负荷减轻,心率减慢,心肌耗氧量降低;②抑制肾素-血管紧张素-醛固酮系统,逆转心室重构,降低心脏前、后负荷,改善心功能;③长期应用可以上调心脏的 β_1 受体,提高 β_1 受体对内源性儿茶酚胺的敏感性,改善心肌收缩功能;④防止细胞内钙超负荷,减少氧自由基等对心肌细胞的损害。

应用本类药物应注意:①掌握适应证,以扩张型心肌病 CHF 疗效最佳;②平均奏效时间为 3 个月,故需较长时间用药;③治疗应从小剂量开始,逐渐增至治疗量;④应与其他抗 CHF 的药物合用,如利尿药、ACEI、地高辛等;⑤应加强随访和监测,根据病情及时调整用药剂量;⑥严重心功能不全、严重左室功能减退、明显的房室传导阻滞、低血压及支气管哮喘者慎用或禁用。

四、案例分析

该患者出现了强心苷中毒。强心苷安全范围小,联合应用氢氯噻嗪会引起低血钾,更易诱发其毒性反应,因此强心苷与氢氯噻嗪合用时注意补钾。防治强心苷中毒可采取以下措施:

预防:①避免诱发中毒的各种因素:如低血钾、低血镁、高血钙及药物相互作用等;②严格掌握适应证:根据患者年龄、肾功能、心脏状况等制订用药方案,并根据临床反应调整剂量;③及时发现强心苷中毒的先兆症状:如室性期前收缩、心动过缓、胃肠道反应、视觉障碍等,必要时减量或停药。

治疗:①停药:一旦出现立即停用强心苷;②补钾:轻者口服,重者静脉滴注(房室传导阻滞不宜补钾);③抗心律失常:轻度快速性心律失常可用钾盐治疗,重度快速性心律失常宜选用苯妥英钠或利多卡因,缓慢性心律失常可选用阿托品;④使用地高辛抗体 Fab 片段:对危及生命的重度中毒者,可用地高辛抗体 Fab 片段静脉注射。

(王　静)

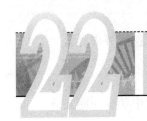

第二十二章

抗心绞痛药

【学习要点】

学习本章前应预习影响心肌耗氧量的因素相关知识。

本章的重点是三类药物的代表药物硝酸甘油、普萘洛尔、硝苯地平的药理作用、作用机制、临床应用、主要不良反应以及硝酸酯类与β受体阻断药合用的临床意义与注意事项；难点是三类药物的药理作用、临床应用基本类似，但具体作用机制、应用选择又有差异，是学习者常感困惑、难以掌握的内容之一。联系临床知识和生活常识，采用类比的方法是学习本章的重要方法，而且切实可行。

【测试练习】

一、填空题

1. 小剂量的硝酸甘油通过舒张_____血管，减少回心血量，减轻心脏的_____负荷；稍大剂量的硝酸甘油也可舒张较大的_____血管，使外周阻力降低，心脏_____负荷减轻，以此降低心肌耗氧量。

2. 普萘洛尔适用于对硝酸酯类药不敏感或疗效差的_____型心绞痛患者，可明显减少发作次数；对伴有_____和_____者更有效；禁用于_____型心绞痛。

3. β受体阻断药与硝酸酯类合用可获得协同疗效。前者能对抗后者引起的_____、_____，后者则可缩小前者所致的_____，进而降低心肌耗氧量。但两者都可_____，合用时应_____，避免因血压过低导致冠状动脉灌注压降低，反而不利于缓解心绞痛。

4. 硝苯地平扩张冠状动脉和外周小动脉的作用明显，故对_____型心绞痛疗效最好，也最适合于伴有_____的患者；维拉帕米常用于_____型心绞痛，因扩张冠状动脉的作用较弱，故_____型心绞痛不宜单独用药。地尔硫䓬有抑制心肌收缩力和传导的作用，因此应慎用于心绞痛伴_____。

二、单项选择题

1. 普萘洛尔不宜用于
   A. 稳定型心绞痛　　　　B. 变异型心绞痛　　　　C. 伴有高血压的心绞痛
   D. 兼有心律失常的心绞痛　　E. 心肌梗死
2. 硝酸甘油治疗心绞痛，最重要的作用是

A. 扩张冠状动脉阻力血管　　　B. 消除患者恐惧感　　　C. 扩张外周血管

D. 改善心内膜供血　　　E. 抑制心脏,降低心肌耗氧量

3. 普萘洛尔禁用于

   A. 心绞痛　　　B. 高血压　　　C. 甲状腺功能亢进

   D. 心律失常　　　E. 支气管哮喘

4. 不宜单独用于变异型心绞痛的药物是

   A. 硝酸甘油　　　B. 硝苯地平　　　C. 维拉帕米

   D. 普萘洛尔　　　E. 硝酸异山梨酯

5. 硝酸甘油控制心绞痛急性发作常用的给药方法是

   A. 口服　　　B. 肌内注射　　　C. 舌下含化

   D. 吸入　　　E. 静脉注射

6. 普萘洛尔治疗心绞痛时,不具有的作用是

   A. 心肌收缩力减弱　　　B. 心率减慢　　　C. 心脏舒张期延长

   D. 心室容积增大　　　E. 扩张血管

7. 硝酸甘油对下列平滑肌的松弛作用最明显的是

   A. 支气管　　　B. 胃肠道　　　C. 胆囊

   D. 血管　　　E. 膀胱

8. 心肌缺血最易发生的部位是

   A. 心外膜　　　B. 心内膜　　　C. 侧支血管

   D. 输送血管　　　E. 阻力血管

9. 临床上常将硝酸异山梨酯与普萘洛尔合用,是因为两药

   A. 作用机制相同　　　B. 给药途径相似　　　C. 代谢方式一样

   D. 排泄途径相同　　　E. 作用时间接近

10. 普萘洛尔更适合于

   A. 不稳定型心绞痛伴血脂异常　　　B. 稳定型心绞痛伴高血压

   C. 变异型心绞痛伴高血压　　　D. 变异型心绞痛伴血脂异常

   E. 稳定型心绞痛伴血症异常

11. 导致心绞痛发作的主要原因是

   A. 心脏的供氧与耗氧间的失衡　　　B. 心脏供氧增加

   C. 心脏耗氧量降低　　　D. 冠状动脉血流量增加

   E. 心率加快

12. 下列不属于普萘洛尔的适应证的是

   A. 稳定型心绞痛　　　B. 心绞痛合并心肌梗死

   C. 心绞痛合并高血压　　　D. 心绞痛合并快速性心律失常

   E. 变异型心绞痛

13. 患者,男,60岁。患原发性高血压多年,突然出现心慌、胸闷、胸骨后压迫性疼痛,诊断为急性心绞痛,药物治疗最好选用

   A. 硝酸甘油口服　　　B. 硝酸甘油舌下含服　　　C. 硝酸甘油贴

   D. 硝酸甘油静脉滴注　　　E. 硝酸甘油肌内注射

14. 患者,男,48岁。患者白天活动、工作无任何不适,但夜间常有胸闷、胸骨后疼痛,醒

后开窗深吸气能自行缓解,心电图未见心肌缺血图像。近几日夜间发作加重,有时被痛醒,难以自行缓解,诊断为心绞痛(变异型),该患者不能用

    A. 硝酸甘油　　　　　　B. 维拉帕米　　　　　　C. 普萘洛尔

    D. 硝苯地平　　　　　　E. 硝酸异山梨酯

15. 患者,男,56 岁。在医院诊断为稳定型心绞痛,急性发作时应首选

    A. 硝酸甘油　　　　　　B. 维拉帕米　　　　　　C. 普萘洛尔

    D. 硝苯地平　　　　　　E. 硝酸异山梨酯

(16 ~ 17 题共用题干)

患者,女,58 岁。有冠心病病史,每当劳累及生气时,出现胸骨后闷痛、气短、心悸、出汗,心率 120 次/分,血压 120/85mmHg。诊断为稳定型心绞痛伴窦性心动过速。

16. 该患者适宜选用

    A. 硝酸甘油　　　　　　B. 普萘洛尔　　　　　　C. 卡托普利

    D. 硝苯地平　　　　　　E. 硝酸异山梨酯

17. 该患者不适宜选用

    A. 美托洛尔　　　　　　B. 普萘洛尔　　　　　　C. 维拉帕米

    D. 硝苯地平　　　　　　E. 地尔硫䓬

(18 ~ 21 题共用题干)

患者,男,56 岁。头晕头痛,胸闷半月余,近日突发心前区阵发性疼痛并向左肩放射。体检:心率 110 次/分,心律齐,BP 140/95mmHg,双肺(-),其他(-)。心电图检查:心肌缺血图像。诊断为心绞痛急性发作。

18. 该患者在急性发作时宜选用

    A. 普萘洛尔　　　　　　B. 硝苯地平　　　　　　C. 硝酸异山梨酯

    D. 单硝酸异山梨酯　　　E. 硝酸甘油

19. 最佳的给药方法为

    A. 吸入　　　　　　　　B. 舌下　　　　　　　　C. 静脉

    D. 口服　　　　　　　　E. 贴皮

20. 与该药联合应用可取长补短,提高疗效的是

    A. 硝苯地平　　　　　　B. 普萘洛尔　　　　　　C. 肼屈嗪

    D. 硝普钠　　　　　　　E. 卡托普利

21. 对该患者的用药指导不妥的是

    A. 药物要随身携带,注意有效期

    B. 药物应贮存于无色玻璃瓶内

    C. 舌下含化时,有灼热、舌麻等刺激感说明药物有效

    D. 长期用药不宜突然停药

    E. 用药期间应注意血压及心率变化

三、问答题

1. 某心绞痛急性发作患者,口服硝酸甘油片后 20 分钟未见缓解,试分析其原因。

2. 试述硝酸酯类与 β 受体阻断药合用的临床意义与注意事项。

四、案例分析

患者,男,64 岁。主诉:头晕、头痛,胸闷半月余,近日因劳累突发心前区阵发性疼痛并

向左肩放射。心电图检查:心肌缺血图像。诊断为冠心病心绞痛。处方如下:

(1)硝酸甘油片:用法为 0.5mg/次,舌下含化。

(2)普萘洛尔片:用法为 10mg/次,一日 3 次,口服。

请分析该用药是否合理? 为什么?

【参考答案】

一、填空题

1. 静脉;前;动脉;后

2. 稳定;高血压;快速性心律失常;变异

3. 心率加快;心肌收缩力增强;心室容积增大;降低血压;减少剂量

4. 变异;高血压;稳定;变异;心力衰竭及传导阻滞

二、单项选择题

1. B;2. C;3. E;4. C;5. C;6. E;7. D;8. B;9. E;10. B;11. A;12. E;13. B;14. C;15. A;16. B;17. D;18. E;19. B;20. B;21. B

三、问答题

1. 因硝酸甘油口服吸收缓慢,有明显的首过消除现象,口服给药后生物利用度仅 8%,故口服显效慢且效果不明显。正确的给药途径是舌下含化,1~2 分钟即显效。

2. 硝酸酯类与 β 受体阻断药合用可取得协同疗效,均可降低心肌耗氧量,并可相互抵消不良反应。硝酸酯类可缩小 β 受体阻断药导致的心室容积扩大,对抗 β 受体阻断药引起的冠状动脉收缩;β 受体阻断药则可对抗硝酸酯类引起的反射性心率加快。两类药都能降低血压,故合用时应适当减少剂量,以免血压过度降低,反而使冠状动脉灌流量下降,不利于缓解心绞痛。

四、案例分析

合理。

硝酸甘油与普萘洛尔合用可增强疗效,同时相互取长补短,在降低心肌耗氧量、增加心肌供氧、缓解心绞痛方面产生协同效应。此外,普萘洛尔致冠状动脉收缩和心室容积增大的倾向可被硝酸甘油消除,而硝酸甘油引起的心率加快可被普萘洛尔所对抗。

(徐 红)

第二十三章

调血脂药与抗动脉粥样硬化药

【学习要点】

课前应复习胆固醇和脂代谢的生化过程,以加深理解相关内容。

本章的重点是他汀类的调血脂作用机制、作用特点、临床应用及主要不良反应;难点在于不同类型脂蛋白的生理功能与高脂蛋白血症之间的关系较为复杂,而且药物种类繁多,难以理解和记忆。

学习中要紧紧把握胆固醇(TC)和三酰甘油(TG)及几种常见脂蛋白如低密度脂蛋白(LDL)、极低密度脂蛋白(VLDL)、乳糜微粒(CM)及高密度脂蛋白(HDL)在高脂蛋白血症的发生、发展中的作用和临床意义。

【测试练习】

一、填空题

1. 根据血中脂质和胆固醇升高的程度,临床常将高脂蛋白血症分为六类,其中常见的有三类即_____、_____及_____。

2. 他汀类药物主要降低血中_____含量,而对_____的影响较小。其中以_____降低胆固醇和 LDL 作用最强,_____最弱。

二、单项选择题

1. 通过抑制羟甲基戊二酰辅酶 A 还原酶而降低胆固醇的药物是
   A. 洛伐他汀　　　　　　B. 非洛贝特　　　　　　C. 考来烯胺
   D. 阿昔莫司　　　　　　E. 烟酸

2. 通过阻止胆固醇从肠道吸收而降低胆固醇的药物是
   A. 洛伐他汀　　　　　　B. 非洛贝特　　　　　　C. 考来烯胺
   D. 阿昔莫司　　　　　　E. 烟酸

3. 适用于以高胆固醇为主的高脂蛋白血症,治疗Ⅱ、Ⅲ型高脂蛋白血症的首选药的是
   A. 胆酸螯合剂　　　　　B. 贝特类　　　　　　　C. 烟酸及衍生物
   D. 他汀类　　　　　　　E. 维生素 E

4. 辛伐他汀调血脂的作用机制是
   A. 抑制胆固醇在肠道的代谢　　　　　B. 抑制羟甲基戊二酰辅酶 A 还原酶
   C. 抑制脂肪酸的合成　　　　　　　　D. 降低脂肪酶的活性

E. 强氧化作用阻止脂蛋白被氧化

5. 关于考来烯胺对血脂影响的叙述,正确的是
   A. 主要降低 TC   B. 明显升高 HDL
   C. 明显降低 VLDV,轻度升高 HDL   D. 主要降低血浆 LDL-C
   E. 明显降低 TC,轻度升高 HDL

6. 属于广谱调血脂药的是
   A. 烟酸   B. 考来烯胺   C. 氟伐他汀
   D. 非诺贝特   E. 阿昔莫司

7. 治疗高胆固醇血症的首选药物是
   A. 贝特类   B. 烟酸及衍生物   C. 他汀类
   D. 胆酸螯合剂   E. 鱼油制剂

8. 治疗高三酰甘油血症的首选药物是
   A. 贝特类   B. 烟酸及衍生物   C. 他汀类
   D. 胆酸螯合剂   E. 鱼油制剂

9. 关于胆汁酸结合树脂类调血脂药的叙述,错误的是
   A. 口服易吸收   B. 导致血浆中 TC 和 LDL-C 浓度下降
   C. 适用于Ⅱa 型高脂血症   D. 长期应用可引起脂溶性维生素缺乏
   E. 常用药物有考来烯胺

10. 属于苯氧酸类调血脂药的是
   A. 洛伐他汀   B. 考来烯胺   C. 苯扎贝特
   D. 烟酸   E. 阿昔莫司

(11 ~ 12 题共用题干)

患者,男,45 岁。健康体检诊断为Ⅱ型高脂蛋白血症,经调整饮食习惯、加强运动后复查,血脂仍显著高于正常。

11. 该患者治疗药物可首选
   A. 苯扎贝特   B. 考来烯胺   C. 洛伐他汀
   D. 烟酸   E. 阿昔莫司

12. 如用药过程中出现全身肌肉疼痛、乏力、发热等症状,应检查
   A. 血常规   B. 尿常规   C. 转氨酶
   D. 肌酸磷酸激酶   E. 肾功能

三、问答题
调血脂药有哪几类?各举一例。

四、案例分析
患者,男,60 岁。查体诊断为Ⅱa 型高脂血症,拟使用考来烯胺治疗。
请问用药是否合理? 用药过程中应注意什么问题?

【参考答案】

一、填空题
1. 高三酰甘油血症;高胆固醇血症;混合型高脂蛋白血症

2. 胆固醇;三酰甘油;洛伐他汀;普伐他汀

二、单项选择题

1. A;2. C;3. D;4. B;5. E;6. A;7. C;8. A;9. A;10. E;11. C;12. D

三、问答题

调血脂药有四类:①HMG-CoA 还原酶抑制剂:洛伐他汀;②胆汁酸结合树脂类药:考来烯胺;③苯氧酸类药:吉非贝特;④其他调血脂药:烟酸。

四、案例分析

合理。

考来烯胺适用于Ⅱa型高脂血症。本药可影响脂溶性维生素及钙剂的吸收,服药期间应注意补充维生素 A、维生素 D、维生素 K、叶酸及钙剂;可减少他汀类、地高辛、β 肾上腺素受体阻断药的吸收,影响其血药浓度。

(徐　红)

第二十四章

作用于血液与造血系统药物

【学习要点】

课前应复习凝血过程和纤维蛋白溶解过程相关知识。

抗凝血药肝素可激活抗凝血酶Ⅲ,在体内外均产生迅速而强大的抗凝作用,用于防治血栓栓塞性疾病、弥散性血管内凝血、心导管检查、体外循环等。口服的体内抗凝血药香豆素类为维生素 K 的竞争性拮抗药,其抗凝作用产生缓慢,维持时间长,用于防治血栓栓塞性疾病。两类药物过量均可致自发性出血,肝素的特异性解毒剂是鱼精蛋白,香豆素类可用维生素 K 来对抗。枸橼酸钠仅用于体外血液保存、输血、血液化验等。抑制血小板聚集、治疗血栓栓塞性疾病的药物有阿司匹林、双嘧达莫等。链激酶和尿激酶可促进纤溶酶原转变为纤溶酶,具有溶解新形成的血栓的作用,可用于急性心肌梗死的早期治疗,其导致的出血可用氨甲苯酸、氨甲环酸等解救。

维生素 K 参与肝脏合成凝血酶原及凝血因子Ⅶ、Ⅸ、Ⅹ,用于治疗维生素 K 缺乏引起的出血及凝血酶原过低导致的出血。氨甲苯酸主要用于纤维蛋白溶解亢进所致的出血,过量可致血栓形成,并可诱发心肌梗死。

抗贫血药有铁剂、叶酸及维生素 B_{12}。铁剂可用于各种类型的缺铁性贫血。叶酸及维生素 B_{12} 均可用于巨幼红细胞性贫血的治疗,但对恶性贫血的治疗应以维生素 B_{12} 为主,叶酸为辅。

【测试练习】

一、填空题

1. 体内、体外均具有抗凝作用的药物是_____,其抗凝机制为_____。如过量发生出血,可用_____对抗。

2. 在体内具有抗凝作用而体外无效的药物是_____,其抗凝机制为_____。如过量发生出血,可用_____对抗。

3. 苯巴比妥与双香豆素合用,后者抗凝作用_____,其机制是_____。

4. 肝素临床用于_____、_____和_____。

5. 小剂量阿司匹林可抑制血小板中的_____酶,使_____合成减少,从而抑制血小板聚集,防止血栓形成。

6. 链激酶可溶解血栓,但对_____难以发挥溶解作用。

7. 早产儿、新生儿出血可选用_____,上消化道出血可选用_____,甲状腺术后渗血可选用_____,肺咯血可选用_____。

8. 治疗成人缺铁性贫血最常用的药物是_____,治疗小儿缺铁性贫血最常用的药物为_____,药物所致巨幼细胞性贫血首选_____。

9. 可促进铁剂从消化道吸收的因素有_____、_____、_____、_____。

10. 可抑制铁剂从消化道吸收的因素有_____、_____、_____、_____。

二、单项选择题

1. 肝素用于体内抗凝最常用的给药途径为
   A. 舌下含服　　B. 口服　　C. 肌内注射
   D. 皮下注射　　E. 静脉注射

2. 肝素的抗凝作用机制是
   A. 络合钙离子　　B. 抑制血小板聚集
   C. 增加抗凝血酶Ⅲ的活性　　D. 激活纤溶酶
   E. 影响凝血因子Ⅱ、Ⅶ、Ⅸ和Ⅹ的活化

3. 体内、体外均有抗凝作用的药物是
   A. 双香豆素　　B. 华法林　　C. 双嘧达莫
   D. 噻氯匹啶　　E. 肝素

4. 肝素最常见的不良反应是
   A. 过敏反应　　B. 消化性溃疡　　C. 血压升高
   D. 自发性骨折　　E. 自发性出血

5. 肝素过量可静脉注射对抗的药是
   A. 维生素K　　B. 维生素B_{12}　　C. 鱼精蛋白
   D. 葡萄糖酸钙　　E. 氨甲苯酸

6. 肝素及双香豆素均可用于治疗
   A. 弥散性血管内凝血　　B. 血栓栓塞性疾病　　C. 体外循环抗凝
   D. 高脂血症　　E. 脑出血

7. 双香豆素的抗凝机制是
   A. 抑制血小板聚集
   B. 激活纤溶酶
   C. 促进抗凝血酶Ⅲ的活性
   D. 阻止凝血因子Ⅱ、Ⅶ、Ⅸ和Ⅹ的合成
   E. 阻止凝血因子Ⅱ、Ⅸ、Ⅹ、Ⅺ和Ⅻ的合成

8. 抗凝作用慢而持久的药物是
   A. 肝素　　B. 双香豆素　　C. 枸橼酸钠
   D. 阿司匹林　　E. 前列环素

9. 双香豆素应用过量可选用的拮抗药是
   A. 维生素K　　B. 鱼精蛋白　　C. 葡萄糖酸钙
   D. 氨甲苯酸　　E. 叶酸

10. 与香豆素类合用使其作用增强的是
    A. 苯妥英钠 　　　　　　B. 苯巴比妥 　　　　　　C. 氯霉素
    D. 维生素 K 　　　　　　E. 利福平

11. 链激酶应用过量可选用的拮抗药是
    A. 维生素 K 　　　　　　B. 鱼精蛋白 　　　　　　C. 葡萄糖酸钙
    D. 氨甲苯酸 　　　　　　E. 叶酸

12. 关于双嘧达莫的叙述,正确的是
    A. 抑制凝血因子合成
    B. 激活腺苷酸环化酶,使 cAMP 生成增多
    C. 抑制磷酸二酯酶,使 cAMP 降解减少
    D. 激活纤溶酶
    E. 促进抗凝血酶Ⅲ的活性

13. 小剂量可用于预防心肌梗死和脑梗死的药物是
    A. 尿激酶 　　　　　　　B. 低分子量肝素 　　　　C. 双嘧达莫
    D. 阿司匹林 　　　　　　E. 链激酶

14. 长期使用广谱抗生素引起的出血应选用
    A. 鱼精蛋白 　　　　　　B. 维生素 K 　　　　　　C. 葡萄糖酸钙
    D. 噻氯匹啶 　　　　　　E. 氨甲苯酸

15. 氨甲苯酸的最佳适应证是
    A. 手术后伤口渗血 　　　　　　　　B. 肺出血
    C. 纤溶亢进所致的出血 　　　　　　D. 新生儿出血
    E. 香豆素过量所致的出血

16. 下列组合中最有利于铁剂吸收的是
    A. 果糖 + 枸橼酸铁铵 　　　　　　　B. 维生素 C + 硫酸亚铁
    C. 碳酸钙 + 硫酸亚铁 　　　　　　　D. 同型半胱氨酸 + 富马酸亚铁
    E. 四环素 + 硫酸亚铁

17. 铁剂可用于治疗
    A. 巨幼红细胞性贫血 　　　　　　　B. 恶性贫血
    C. 小细胞低色素性贫血 　　　　　　D. 再生障碍性贫血
    E. 溶血性贫血

18. 铁剂急性中毒的特殊解毒剂是
    A. 碳酸氢钠 　　　　　　B. 磷酸钙 　　　　　　　C. 四环素
    D. 转铁蛋白 　　　　　　E. 去铁胺

19. 甲酰四氢叶酸主要用于治疗
    A. 缺铁性贫血
    B. 营养性巨幼红细胞性贫血
    C. 恶性贫血
    D. 长期使用叶酸对抗剂所致的巨幼红细胞性贫血
    E. 再生障碍性贫血

20. 治疗巨幼红细胞性贫血首选

A. 硫酸亚铁　　　　　　B. 叶酸　　　　　　　C. 亚叶酸钙

D. 维生素 B_{12}　　　　　E. 维生素 B_{12} + 叶酸

21. 纠正恶性贫血的神经症状必须用

A. 红细胞生成素　　　　B. 甲酰四氢叶酸　　　C. 叶酸

D. 维生素 B_{12}　　　　　E. 硫酸亚铁

(22~23 题共用题干)

患者,男,45 岁。反复发作性上腹痛 1 个月,间断性柏油样大便,经胃镜检查诊断为十二指肠溃疡。血常规检查血红蛋白为 70g/L。

22. 为改善患者贫血症状应选择

A. 叶酸　　　　　　　　B. 肝素　　　　　　　C. 维生素 B_{12}

D. 硫酸亚铁　　　　　　E. 维生素 K

23. 为达到更好的治疗效果,医生应嘱患者同服

A. 维生素 C　　　　　　B. 维生素 K　　　　　C. 四环素

D. 抗酸药　　　　　　　E. 牛奶

三、问答题

1. 试比较肝素、香豆素和枸橼酸钠的异同点。

2. 影响铁剂在消化道吸收的因素有哪些?

四、案例分析

患者,男,40 岁。因长期服用乙胺嘧啶引起巨幼细胞性贫血。用药过程:叶酸片,一次 10mg,一日 3 次,口服。

请问用药过程是否合理? 为什么?

【参考答案】

一、填空题

1. 肝素;激活抗凝血酶Ⅲ使血浆凝血酶及凝血因子Ⅸa、Ⅹa、Ⅺa、Ⅻa 失活;鱼精蛋白

2. 香豆素类;对抗维生素 K 参与的凝血因子Ⅱ、Ⅶ、Ⅸ、Ⅹ的合成;维生素 K

3. 减弱;诱导肝药酶加速双香豆素代谢

4. 防治血栓栓塞性疾病;治疗弥散性血管内凝血;体外抗凝血

5. 前列腺素合成;TXA_2

6. 形成时间久并已机化的血栓

7. 维生素 K;去甲肾上腺素或垂体后叶素;氨甲苯酸;垂体后叶素

8. 硫酸亚铁;枸橼酸铁铵或葡萄糖酸亚铁糖浆;甲酰四氢叶酸

9. 稀盐酸;维生素 C;果糖 半胱氨酸

10. 抗酸药或碱性药;多钙高磷酸盐食物;茶叶与鞣酸;四环素

二、单项选择题

1. E;2. C;3. E;4. E;5. C;6. B;7. D;8. B;9. A;10. C;11. D;12. C;13. D;14. B;15. C;16. B;17. C;18. E;19. D;20. E;21. D;22. D;23. A

三、问答题

1.

药名	肝素	香豆素类	枸橼酸钠
作用机制	提高抗凝血酶Ⅲ的活性,使血浆凝血酶及凝血因子Ⅸa、Ⅹa、Ⅺa、Ⅻa失活	拮抗维生素K参与的凝血因子如Ⅱ、Ⅶ、Ⅸ、Ⅹ的合成	络合血浆钙
作用特点	(1)体内外抗凝 (2)作用强、快、短 (3)口服无效	(1)体内抗凝 (2)作用慢、久 (3)口服有效	(1)体外抗凝 (2)作用迅速
临床应用	(1)防治血栓栓塞性疾病 (2)体内外抗凝 (3)DIC防治	防治血栓栓塞性疾病	体外全血保存
不良反应	过量自发性出血	过量自发性出血	心功能不全、低血钙
特殊拮抗剂	鱼精蛋白	维生素K	钙剂

2. ①胃酸有助于铁盐溶解,形成亚铁离子,可促进铁的吸收;维生素C及食物中其他还原物质如果糖、半胱氨酸等可促使 Fe^{3+} 还原成 Fe^{2+},也能促进铁吸收。②食物中的高钙、高磷及茶叶中的鞣质等可促使铁盐沉淀,有碍铁吸收;四环素可与铁络合,也不利于铁吸收。

四、案例分析

不合理。

由甲氨蝶呤、乙胺嘧啶、甲氧苄啶等类药物所致的巨幼红细胞性贫血,由于这些药物为二氢叶酸还原酶抑制剂,在体内不能使叶酸转变为四氢叶酸,故应用叶酸无效,需用亚叶酸钙治疗。

(何　颖)

第二十五章

拟组胺药和抗组胺药

【学习要点】

本章的学习重点是抗组胺药。组胺 H_1 受体阻断药有苯海拉明、异丙嗪、氯苯那敏、阿司咪唑、西替利嗪、阿伐斯汀、氯雷他定等。作用有：①阻断 H_1 受体作用：对抗组胺的收缩支气管及胃肠道平滑肌作用；对抗组胺所致的毛细血管通透性增加和局部渗出水肿及胃、肠、气管、支气管平滑肌的痉挛性收缩。②中枢抑制作用：异丙嗪和苯海拉明最强。③防晕止呕作用：部分 H_1 受体阻断药具有中枢性抗胆碱作用，产生镇吐、抗晕动效应。④其他作用。主要用于皮肤黏膜变态反应性疾病、呕吐及晕动病等。不良反应有中枢神经系统反应、消化道反应等。

【测试练习】

一、填空题

1. 苯海拉明最常见的副作用是_____。
2. 抗组胺药禁用于_____患者。
3. H_1 受体阻断药主要用于_____、_____、_____。

二、单项选择题

1. 苯海拉明无效的疾病是
   A. 荨麻疹   B. 过敏性鼻炎   C. 血管神经性水肿
   D. 血清病所致高热   E. 接触性皮炎

2. 关于 H_1 受体兴奋时其效应的叙述，错误的是
   A. 中枢抑制   B. 支气管收缩   C. 肠道平滑肌收缩
   D. 血管扩张   E. 子宫收缩

3. 苯海拉明不具有的作用是
   A. 镇静   B. 催眠   C. 抗过敏
   D. 抑制胃酸分泌   E. 抗晕止吐

4. 关于苯海拉明、异丙嗪的叙述，正确的是
   A. 镇静催眠、抗惊厥   B. 抗炎、抗惊厥   C. 镇静催眠、抗晕止吐
   D. 镇静、抑制胃酸分泌   E. 镇静、促进胃酸分泌

5. H_1 受体阻断药疗效最好的疾病是

A. 支气管哮喘   B. 皮肤黏膜过敏症状   C. 血清病高热

D. 过敏性休克   E. 过敏性紫癜

6. 荨麻疹患者急于开车执行工作任务,宜选用的药物是

A. 苯海拉明   B. 异丙嗪   C. 氯苯那敏

D. 曲吡那敏   E. 阿司咪唑

7. 组胺主要存在于人体的

A. 嗜酸性粒细胞   B. 巨噬细胞   C. 中性粒细胞

D. 肥大细胞   E. 粒细胞

8. 抗胆碱作用最强的药物是

A. 异丙嗪   B. 曲吡那敏   C. 氯苯那敏

D. 西替利嗪   E. 依巴斯汀

9. 中枢抑制作用最强的药物是

A. 苯海拉明   B. 依巴斯汀   C. 曲吡那敏

D. 氯苯那敏   E. 西替利嗪

10. 不属于 H_1 受体阻断药的是

A. 苯海拉明   B. 异丙嗪   C. 氯丙嗪

D. 左卡巴斯汀   E. 氯苯那敏

11. 无止吐作用的药物是

A. 苯海拉明   B. 异丙嗪   C. 氯丙嗪

D. 东莨菪碱   E. 氯苯那敏

(12~13 题共用题干)

患者,女,32 岁。外出旅游,因昆虫叮咬引起虫咬性皮炎。

12. 治疗药物应选用

A. 阿司匹林   B. 对乙酰氨基酚   C. 氯丙嗪

D. 布洛芬   E. 氯苯那敏

13. 该药最常见的不良反应是

A. 烦躁、失眠   B. 镇静、嗜睡   C. 消化道反应

D. 致畸   E. 耳毒性

三、问答题

1. 比较第一、第二代 H_1 受体阻断药的作用。

2. 简述 H_1 受体阻断药的临床应用。

四、案例分析

患者,女,13 岁。假期出门旅游,第 2 天即感觉面部皮肤瘙痒、红肿,逐渐加重。回家后即到医院就诊。

请问该患者可能出现什么问题?应该进一步采取何种药物治疗?

【参考答案】

一、填空题

1. 嗜睡

2. 青光眼

3. 皮肤黏膜的过敏反应;失眠;晕车与晕船等引起的呕吐

二、单项选择题

1. D;2. A;3. D;4. C;5. B;6. E;7. D;8. A;9. A;10. C;11. E;12. E;13. B

三、问答题

1. 第一、第二代都有外周的 H_1 受体阻断作用。能竞争性阻断 H_1 受体,对抗组胺引起的血管扩张、毛细血管通透性增加、血压下降、支气管及胃肠平滑肌的痉挛性收缩。但对 H_2 受体兴奋引起的胃酸分泌无拮抗作用。第一代 H_1 受体阻断药可通过血脑屏障进入脑内,阻断中枢 H_1 受体,产生镇静催眠作用,尤以异丙嗪、苯海拉明最强,曲吡那敏、赛庚啶次之。但第二代药物因不易通过血脑屏障,故没有明显的中枢抑制作用。第一代药物多数具有中枢抗胆碱作用,可产生温和的防晕和止吐效应,外周抗胆碱作用呈阿托品样作用。但第二代药物没有抗胆碱作用。

2. 用于治疗变态反应性疾病,特别是对组胺释放引起的荨麻疹、花粉症和过敏性鼻炎等皮肤黏膜变态反应疗效好,可作为首选药;对昆虫咬伤引起的皮肤瘙痒和水肿有良效;对药疹和接触性皮炎也有效;苯海拉明、异丙嗪适用于晕动病、妊娠呕吐和放射病呕吐。异丙嗪可短期用于治疗失眠;也可与氯丙嗪、哌替啶组成冬眠合剂,用于人工冬眠;还可与氨茶碱合用治疗支气管哮喘,既可缓解氨茶碱的中枢兴奋作用,同时也对气道炎症有一定的治疗效果。

四、案例分析

该患者为皮肤黏膜的变态反应性疾病。可口服 H_1 受体阻断药,避免外出再次接触过敏原。如果病情加重可适当静脉注射钙剂,缓解过敏症状。

(王开贞)

第二十六章

作用于消化系统的药物

【学习要点】

消化性溃疡是由于损伤因子(胃酸、胃蛋白酶、幽门螺杆菌等)增强,保护因子(胃黏液、碳酸氢盐、黏膜上皮屏障等)减弱所引起的。目前,抗消化性溃疡药的基本作用是降低损伤因子的作用或(和)增强保护因子的作用。抗消化性溃疡药包括中和胃酸药、胃酸分泌抑制药、胃黏膜保护药、抗幽门螺杆菌药。中和胃酸药是一类弱碱性药物,能降低胃液酸度和胃蛋白酶活性。此外,某些中和胃酸药在胃液中形成胶状保护膜,覆盖溃疡面和胃黏膜。中和胃酸药单用效果差,常将不同中和胃酸药及其他药配伍成复方制剂。胃壁细胞膜上有 H_2 受体、M_1 胆碱受体和促胃液素受体,分别被组胺、乙酰胆碱、促胃液素激动后,最终通过该细胞膜上的 H^+,K^+-ATP 酶(H^+ 泵、质子泵),产生胃酸。因此,阻断壁细胞膜上的 H_2 受体、M_1 胆碱受体、促胃液素受体,或抑制 H^+,K^+-ATP 酶都能减少胃酸分泌。胃酸分泌抑制药包括 H_2 受体阻断药、H^+,K^+-ATP 酶抑制药、M 胆碱受体阻断药、促胃液素受体阻断药。胃黏膜保护药是通过增强胃黏膜的细胞屏障、黏液-碳酸氢盐屏障发挥抗溃疡病作用。抑制幽门螺杆菌的药物主要有抗菌药物(阿莫西林、克拉霉素、四环素、甲硝唑、呋喃唑酮等)、铋剂(枸橼酸铋钾等)、H^+,K^+-ATP 酶抑制药。抑制幽门螺杆菌常采用多药联合应用,如奥美拉唑、阿莫西林和甲硝唑三药联用,也可采用奥美拉唑、阿莫西林和克拉霉素三药联用,还可采用铋制剂、四环素和甲硝唑三药联用。

增强胃肠动力药能增加胃肠推进性蠕动,改善胃肠蠕动的协调性,促进胃排空。常用药物有多潘立酮、西沙必利和甲氧氯普胺等。

止吐药有:①H_1 受体阻断药,如苯海拉明等;②M 胆碱受体阻断药,如东莨菪碱,是防治晕动病最有效的药物之一;③D_2 受体阻断药,如氯丙嗪、多潘立酮等;④5-HT_3 受体阻断药,如昂丹司琼等,作用强,尤适合治疗化疗引起的呕吐。

泻药包括容积性泻药、刺激性泻药、润滑性泻药。容积性泻药硫酸镁导泻的机制是在肠道内解离为镁离子和硫酸根离子而不易吸收,在肠腔内形成高渗透压产生导泻作用。止泻药可通过抑制肠道蠕动或保护肠道免受刺激而达到止泻作用,分为抑制肠蠕动止泻药、收敛止泻药和吸附止泻药三类。

【测试练习】

一、填空题

1. 硫酸镁口服有_____和_____作用,硫酸镁注射有_____和_____

作用。

2. 抗消化性溃疡药分为_____、_____、_____和抗幽门螺杆菌药四大类。

3. 奥美拉唑是通过抑制_____而产生抑制胃酸分泌作用,哌仑西平通过阻断_____受体而发挥作用,雷尼替丁通过阻断_____受体发挥作用。

4. 中和胃酸药都是弱_____性的化合物,能中和_____。

5. 胃蛋白酶在_____环境中活性强,遇_____则破坏失效。常与_____同服,忌与_____性药配伍。

6. 碳酸氢钠可以_____尿液,苯巴比妥中毒时服用碳酸氢钠的目的是_____。

7. 泻药按作用机制不同可分为_____、_____和_____三类。

8. 急性便秘或清除肠内毒物宜用_____或_____导泻,慢性和习惯性便秘宜用_____导泻。

二、单项选择题

1. 通过阻断促胃液素受体抑制胃酸分泌的药物是
   A. 哌仑西平 B. 丙谷胺 C. 奥美拉唑
   D. 氢氧化铝 E. 西咪替丁

2. 哌仑西平是一种
   A. H_2 受体阻断药 B. 胃壁细胞 H^+ 泵抑制药 C. H_1 受体阻断药
   D. D_2 受体阻断药 E. M 受体阻断药

3. 治疗肿瘤化疗引起的呕吐选用
   A. 昂丹司琼 B. 阿托品 C. 枸橼酸铋钾
   D. 硫糖铝 E. 奥美拉唑

4. 属于胃壁细胞 H^+,K^+-ATP 酶抑制药的是
   A. 丙谷胺 B. 奥美拉唑 C. 雷尼替丁
   D. 哌仑西平 E. 西咪替丁

5. 消化性溃疡使用某些抗菌药的主要目的是
   A. 抑制胃酸分泌 B. 减轻溃疡病的症状 C. 清除肠道寄生虫
   D. 抗幽门螺杆菌 E. 保护胃黏膜

6. 硫酸镁不具有的作用是
   A. 导泻 B. 抗惊厥 C. 解热
   D. 利胆 E. 降血压

7. 抢救硫酸镁急性中毒可选用
   A. 氯化铵 B. 氯化铝 C. 氯化钾
   D. 氯化钙 E. 氯化钠

8. 选择性阻断 5-HT$_3$ 受体,产生止呕作用的药物是
   A. 昂丹司琼 B. 多潘立酮 C. 氢氧化铝
   D. 硫糖铝 E. 山莨菪碱

9. 选择性阻断 CTZ 的 D_2 受体,产生止呕作用的药物是
   A. 氢氧化镁 B. 硫酸镁 C. 氢氧化铝
   D. 硫糖铝 E. 甲氧氯普胺

10. 西咪替丁用于治疗
 A. 消化性溃疡　　　　　B. 失眠　　　　　C. 支气管哮喘
 D. 晕动病　　　　　E. 皮肤过敏性疾病

11. 西咪替丁的抗消化性溃疡作用主要是由于
 A. 阻断胃壁 H^+ 泵　　　B. 阻断 5-HT 受体　　　C. 阻断 H_2 受体
 D. 阻断 M 受体　　　E. 阻断 D_2 受体

12. 患者,男,上腹部节律性疼痛 3 年,近 3 天疼痛加剧并伴反酸,夜间为甚,胃镜检查发现十二指肠黏膜上有一直径约 1.5cm 的溃疡。诊断为十二指肠溃疡。为强烈抑制胃酸分泌,应选用
 A. 氢氧化镁　　　　　B. 泮托拉唑　　　　　C. 西咪替丁
 D. 硫糖铝　　　　　E. 丙谷胺

13. 患者,男,55 岁。腹部饱胀、食欲减少 10 天,诊断为胃瘫。治疗药物应选用
 A. 氢氧化镁　　　　　B. 泮托拉唑　　　　　C. 西咪替丁
 D. 硫糖铝　　　　　E. 多潘立酮

14. 患者,男,12 岁。腹部胀痛 1 年,诊断为肠道蛔虫病。服用驱虫药后,为促使蛔虫排出,应服用
 A. 硫酸镁　　　　　B. 药用炭　　　　　C. 甘油
 D. 硫糖铝　　　　　E. 地芬诺酯

(15~16 题共用题干)
患者,男,40 岁。出现上腹痛、嗳气、反酸,纤维胃镜诊断为胃溃疡。

15. 该患者可选用的治疗药物不包括
 A. 抗酸药　　　　　B. 西咪替丁　　　　　C. 奥美拉唑
 D. 硫糖铝　　　　　E. 硫酸镁

16. 服药治疗后,症状缓解,最近由于工作紧张,上述症状重又出现,继续服用上述药物效果不佳,而且胃内检出幽门螺杆菌,应加服
 A. 米索前列醇　　　　B. 硫糖铝　　　　　C. 奥美拉唑
 D. 氢氧化铝　　　　E. 甲硝唑

(17~19 题共用题干)
患者,男,35 岁。上腹部节律性疼痛 3 年,伴有嗳气、反酸,胃镜检查:胃溃疡。

17. 治疗药物应选用
 A. 阿司匹林　　　　B. 哌仑西平　　　　　C. 哌替啶
 D. 咖啡因　　　　　E. 布洛芬

18. 该药的作用机制是
 A. 阻断 β 受体　　　B. 阻断 5-HT 受体　　　C. 阻断 H_2 受体
 D. 阻断 M 受体　　　E. 阻断 DA 受体

19. 使用该药后,患者出现便秘,导泻选用
 A. 地芬诺酯　　　　B. 硫酸镁　　　　　C. 哌替啶
 D. 药用炭　　　　　E. 对乙酰氨基酚

三、问答题
1. 抑制胃酸分泌的药物分哪几类? 说出各类代表药,并简述各类药的作用。

2. 简述硫酸镁的作用及临床应用。

3. 分析复方氢氧化铝(胃舒平)中配伍用药的意义。

四、案例分析

患者,男,48岁,工人,已婚。上腹部疼痛2年,多在冬春季发生,每因饮酒或情绪紧张而加重或复发,进餐或服用小苏打缓解。3天前因受凉感冒,出现发热、头痛,服用阿司匹林治疗后,出现上腹部疼痛,痛势较甚,伴有泛酸、嗳气、口苦口干、大便干。胃镜检查:十二指肠溃疡,幽门螺杆菌阳性。

请分析:患者服用阿司匹林为何出现上腹部疼痛?该患者应如何用药治疗?抗幽门螺杆菌可选哪些药?

【参考答案】

一、填空题

1. 导泻;利胆;降血压;抗惊厥

2. 中和胃酸药;抑制胃酸分泌药;胃黏膜保护药

3. H^+,K^+-ATP 酶;M;H_2

4. 碱;胃酸

5. 酸性;碱;稀盐酸;碱

6. 碱化;减少苯巴比妥在肾小管重吸收,加速其排泄

7. 容积性泻药;刺激性泻药;润滑性泻药

8. 硫酸镁;硫酸钠;酚酞

二、单项选择题

1. B;2. E;3. A;4. B;5. D;6. C;7. D;8. A;9. E;10. A;11. C;12. B;13. E;14. A;15. E;16. E;17. B;18. D;19. B

三、问答题

1. ①H_2受体阻断药:代表药是西咪替丁,能竞争性阻断胃壁细胞上的H_2受体,抑制胃酸分泌;②M_1受体阻断药:代表药是哌仑西平,能选择性阻断胃壁细胞上的M_1受体;③促胃液素受体阻断药:代表药是丙谷胺,能竞争性阻断促胃液素受体,抑制胃酸分泌;④质子泵抑制药(H^+,K^+-ATP 酶抑制药):代表药是奥美拉唑,能特异性地抑制胃壁细胞H^+,K^+-ATP 酶活性,从而抑制基础胃酸与各种刺激所引起的胃酸分泌。对幽门螺杆菌有抑制作用。

2. ①硫酸镁口服有导泻、利胆作用,用于急性便秘、排出肠内毒物、清洁肠道、与某些驱肠虫药合用以促进虫体排出、慢性胆囊炎、胆石症及阻塞性黄疸的治疗;②注射给药有抗惊厥和降血压作用,用于破伤风和子痫引起的惊厥、高血压危象及妊娠中毒症的治疗;③热敷患处,有消炎去肿作用。

3. 复方氢氧化铝片(胃舒平)由氢氧化铝、三硅酸镁、颠茄浸膏组成。氢氧化铝和三硅酸镁都可中和胃酸,降低胃内酸度,减轻H^+对溃疡面的刺激,有利于溃疡愈合;但氢氧化铝易引起便秘,三硅酸镁易致轻泻,两药合用可相互抵消各自的副作用。颠茄则有解除胃肠平滑肌痉挛作用而缓解胃肠绞痛。因此,三药合用既能增强疗效,又减轻副作用,而且还有止痛作用。

四、案例分析

阿司匹林口服可致恶心、呕吐和上腹部不适等,较大剂量或长期应用易诱发胃炎、胃溃疡和胃出血等。

停用阿司匹林,并服用胃黏膜保护药米索前列醇或奥美拉唑、西咪替丁等抗消化性溃疡药。

抑制幽门螺杆菌的药物主要有三类:①抗菌药物:如阿莫西林、克拉霉素、四环素、甲硝唑、呋喃唑酮等;②铋剂:如枸橼酸铋钾等;③如 H^+,K^+-ATP 酶抑制药。这些药物单用疗效差,常采用多药联合应用。临床上常采用奥美拉唑、阿莫西林和甲硝唑三药联用,也可采用奥美拉唑、阿莫西林和克拉霉素三药联用,还可采用铋制剂、四环素和甲硝唑三药联用。

（谭安雄）

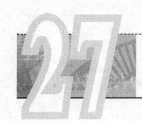

第二十七章

作用于呼吸系统的药物

【学习要点】

平喘药包括抗炎平喘药、支气管扩张药和抗过敏平喘药。抗炎平喘药包括糖皮质激素类药和磷酸二酯酶-4抑制药。糖皮质激素类药（倍氯米松等）通过其强大的抗炎、抗免疫作用和增强机体对儿茶酚胺的反应性等多种方式，发挥良好的平喘效果。磷酸二酯酶-4抑制药（罗氟司特）通过抑制PDE-4活性，增加细胞内cAMP含量发挥作用。支气管扩张药包括肾上腺素受体激动药、茶碱类、M受体阻断药。肾上腺素受体激动药以沙丁胺醇为代表药，为选择性β_2受体激动剂，扩张支气管作用较强，兴奋心脏β_1受体作用弱，心血管不良反应少。氨茶碱有扩张支气管、强心、利尿、松弛胆道平滑肌和增强呼吸肌收缩力。M受体阻断药以异丙托溴铵为代表药，能选择性阻断支气管平滑肌上的M受体而导致支气管平滑肌松弛。抗过敏平喘药包括炎症细胞膜稳定药、H_1受体阻断药、抗白三烯药，主要用于预防哮喘的发作。

镇咳药分为中枢性镇咳药（如可待因）、外周性镇咳药（如苯丙哌林），用于严重干咳。痰液稀释药能增加痰液中水分，稀释痰液，包括恶心性祛痰药和刺激性祛痰药；黏痰溶解药能使痰液黏稠度降低或调节黏液成分，使痰易于排出。

【测试练习】

一、填空题

1. 平喘药包括_____、_____和_____三大类。

2. 沙丁胺醇舒张支气管平滑肌是由于激动支气管平滑肌的_____受体所致，异丙托溴铵通过阻断支气管平滑肌的_____受体发挥平喘作用。

3. 可待因能抑制_____中枢，产生中枢性镇咳作用，主要用于_____，但长期应用可产生_____和_____性。

二、单项选择题

1. 易产生依赖性的药物是
   A. 可待因　　　　　　　B. 氯化铵　　　　　　　C. 乙酰半胱氨酸
   D. 右美沙芬　　　　　　E. 氯化铵

2. 有祛痰和酸化尿液作用的祛痰药是
   A. 氯化铵　　　　　　　B. 溴己新　　　　　　　C. 氨茶碱

D. 羧甲司坦　　　　　　　E. 乙酰半胱氨酸

3. 对支气管哮喘和心源性哮喘都适用的平喘药物是
    A. 异丙肾上腺素　　　　B. 氨茶碱　　　　　　C. 吗啡
    D. 肾上腺素　　　　　　E. 异丙托溴铵

4. 能溶解黏痰的药物是
    A. 异丙托溴铵　　　　　B. 氯化铵　　　　　　C. 右美沙芬
    D. 倍氯米松　　　　　　E. 乙酰半胱氨酸

5. 能选择性激动支气管平滑肌 β_2 受体而平喘的药物是
    A. 异丙肾上腺素　　　　B. 去甲肾上腺素　　　C. 氨茶碱
    D. 沙丁胺醇　　　　　　E. 肾上腺素

6. 氨茶碱不用于治疗
    A. 胆绞痛　　　　　　　B. 惊厥　　　　　　　C. 支气管哮喘
    D. 心源性哮喘　　　　　E. 急性心功能不全

7. 对 β_1、β_2 受体无选择性的 β 受体激动药是
    A. 特布他林　　　　　　B. 异丙肾上腺素　　　C. 普萘洛尔
    D. 阿托品　　　　　　　E. 克仑特罗

8. 适用于心源性哮喘而禁用于支气管哮喘的药物是
    A. 异丙肾上腺素　　　　B. 氨茶碱　　　　　　C. 吗啡
    D. 肾上腺素　　　　　　E. 麻黄碱

9. 长期吸入给药可引起咽部念珠菌感染的药物是
    A. 色甘酸钠　　　　　　B. 氨茶碱　　　　　　C. 倍氯米松
    D. 沙丁胺醇　　　　　　E. 肾上腺素

10. 仅用于预防哮喘发作的药物是
    A. 倍氯米松　　　　　　B. 色甘酸钠　　　　　C. 沙丁胺醇
    D. 麻黄碱　　　　　　　E. 氨茶碱

11. 患者,女,39 岁。有哮喘病史。1 天前因发热服用阿司匹林 250mg,用药后 30 分钟哮喘严重发作,大汗,发绀,强迫坐位。以下说法正确的是
    A. 由于发热引发了哮喘　　　　B. 由于阿司匹林诱发了哮喘
    C. 是阿司匹林中毒的表现　　　D. 可用肾上腺素治疗
    E. 由于阿司匹林用量过少

12. 患者,女,42 岁。有轻度甲状腺功能亢进病史 2 年,并患有支气管哮喘,合用下列药物半年后出现咽部念珠菌感染的是
    A. 卡比马唑　　　　　　B. 倍氯米松　　　　　C. 沙丁胺醇
    D. 甲硫氧嘧啶　　　　　E. 氨茶碱

(13~14 题共用题干)
患者,男,气喘发作 2 小时,检查发现呼吸急促,三凹征,缺氧,心率 130 次/分。

13. 除给予吸氧外,还应立即给予
    A. 沙丁胺醇 + 氨茶碱　　　　　B. 肾上腺素 + 青霉素
    C. 倍氯米松 + 沙丁胺醇　　　　D. 氨茶碱 + 肾上腺素
    E. 异丙肾上腺素 + 色甘酸钠

14. 如果患者血压高,则不能选择的降压药是
  A. 普萘洛尔   B. 硝苯地平   C. 利血平
  D. 哌唑嗪   E. 维拉帕米

(15~16 题共用题干)

患者,女,慢性哮喘患者,出现气喘、缺氧伴咳嗽、咳痰。

15. 该患者治疗药物应首选
  A. 可待因口服   B. 沙丁胺醇口服   C. 色甘酸钠口服
  D. 泼尼松龙口服   E. 青霉素肌内注射

16. 使用药物治疗后,症状无明显缓解,哮喘持续发作已 30 小时,应使用
  A. 抗生素   B. 肾上腺素 + 倍氯米松雾化吸入
  C. 氢化可的松静脉滴注   D. 抗生素 + 泼尼松龙口服
  E. 抗生素 + 色甘酸钠口服

(17~18 题共用题干)

患者,男,有支气管哮喘史,因雾霾天气发生急性喘息,双肺有哮鸣音。

17. 该患者应给予
  A. 可待因口服   B. 沙丁胺醇吸入   C. 色甘酸钠口服
  D. 泼尼松龙口服   E. 酮替芬口服

18. 治疗 2 天后,患者出现痰黏稠难咳出,应加用
  A. 乙酰半胱氨酸   B. 可待因   C. 喷托维林
  D. 氨茶碱   E. 酮替芬

三、问答题

1. 氨茶碱的不良反应和应用注意事项有哪些?
2. 沙丁胺醇与异丙肾上腺素相比较用于平喘有何优点?

四、案例分析

患者,男,32 岁。有 8 年哮喘史。因受凉哮喘复发 3 天,伴有轻度咳嗽,痰呈泡沫状,量不多。诊断:支气管哮喘急性发作。用药:醋酸泼尼松片一次 5mg,一日 3 次;氨茶碱片一次 0.1g,一日 3 次;溴己新片一次 8mg,一日 3 次。

请分析该治疗是否合理?

【参考答案】

一、填空题

1. 抗炎平喘药;支气管扩张药;抗过敏平喘药

2. β_2;M

3. 咳嗽;剧烈干咳;依赖性;耐受性

二、单项选择题

1. A;2. A;3. B;4. E;5. D;6. B;7. B;8. C;9. C;10. B;11. B;12. B;13. C;14. A;15. B;16. D;17. B;18. A

三、问答题

1. ①局部刺激作用:口服对胃有刺激性,出现恶心、呕吐,宜饭后服。肌内注射致局部

红肿、疼痛。②静脉注射时浓度过高或速度过快可引起心悸、心律失常、血压骤降、惊厥,必须稀释后缓慢静脉注射。③兴奋中枢:出现失眠、烦躁不安,可用镇静药对抗。

2. 异丙肾上腺素对 β_1 和 β_2 受体均有强大的激动作用,而沙丁胺醇选择性地激动 β_2 受体,对 β_1 受体的作用很弱,其平喘有以下优点:①给药方便,既可口服又可吸入给药;②高效、长效,作用持续时间比异丙肾上腺素长;③心血管不良反应比异丙肾上腺素小。

四、案例分析

合理。

醋酸泼尼松为抗炎平喘药,适用于哮喘急性发作及其他平喘药物无效的重症患者;氨茶碱为疗效可靠的平喘药并与糖皮质激素有协同作用;溴己新有祛痰、作用,可以帮助畅通呼吸道、缓解哮喘,三药合用疗效增强。

（谭安雄）

第二十八章

子宫平滑肌收缩药与舒张药

【学习要点】

缩宫素与子宫平滑肌细胞膜上的缩宫素受体结合,兴奋子宫平滑肌。缩宫素兴奋子宫平滑肌的特点是:①作用强度与剂量有关,小剂量引起子宫节律性收缩,大剂量则引起子宫强直性收缩;②作用强度与体内性激素水平有关,雌激素可提高子宫平滑肌对缩宫素的敏感性,孕激素则降低其敏感性;③作用快,维持时间短。小剂量缩宫素用于催产、引产,大剂量缩宫素用于产后止血。使用应严格掌握适应证、剂量和滴注速度。另外,缩宫素能促进排乳,大剂量有松弛血管平滑肌的作用。

麦角生物碱可兴奋子宫平滑肌,收缩血管。其收缩子宫平滑肌的特点是作用强而持久,稍大剂量易致强直性收缩。只能用于产后子宫出血、子宫复原和偏头痛。前列腺素类有地诺前列酮、地诺前列素、卡前列素等。对妊娠各期子宫均有明显的兴奋作用,作用强度随妊娠的进展而增强。主要用于终止早期或中期妊娠,也可用于足月或过期妊娠引产、产后出血。

子宫平滑肌舒张药可使子宫平滑肌收缩力降低,主要用于防治痛经和早产。常用药物有 β_2 受体激动药(沙丁胺醇、克仑特罗、特布他林等)、硫酸镁、钙通道阻滞药(硝苯地平)、前列腺素合成酶抑制药(吲哚美辛)、缩宫素受体阻断药(阿托西班)等。

【测试练习】

一、填空题

1. 缩宫素又名_____,小剂量缩宫素能引起子宫平滑肌_____收缩,用于_____、_____;而大剂量缩宫素则引起子宫平滑肌_____收缩,则禁用于_____、_____。

2. 与缩宫素比较,麦角新碱对子宫的作用特点是对子宫兴奋作用_____,易引起子宫_____收缩,适用于_____和_____,禁用于_____和_____。

3. 在妇产科,前列腺素可用于_____、_____及_____。

4. 利托君激动子宫平滑肌上_____受体,_____子宫收缩,主要用于_____。

二、单项选择题

1. 缩宫素对子宫的作用特点是

　　A. 妊娠早期子宫对缩宫素的敏感性高于妊娠末期子宫

　　B. 对宫体和宫颈的作用无选择性

    C. 小剂量引起子宫节律性收缩

    D. 大剂量引起子宫节律性收缩

    E. 作用强大、持久

2. 子宫收缩无力性难产应选用

    A. 大剂量麦角新碱静脉滴注   B. 大剂量缩宫素肌内注射

    C. 大剂量缩宫素静脉注射   D. 大剂量麦角新碱肌内注射

    E. 小剂量缩宫素静脉滴注

3. 缩宫素不具有的作用是

    A. 利尿   B. 松弛血管平滑肌

    C. 使乳腺泡周围的肌上皮细胞收缩   D. 小剂量引起子宫节律性收缩

    E. 大剂量引起子宫强直性收缩

4. 麦角新碱禁用于催产、引产的原因是

    A. 作用强大而持久,易致子宫强直性收缩   B. 作用弱而短,效果差

    C. 吸收慢而不完全,难以达到有效浓度   D. 妊娠子宫对其不敏感

    E. 对子宫颈的兴奋作用明显小于子宫底

5. 小剂量缩宫素用于

    A. 产后子宫出血   B. 月经过多   C. 催产、引产

    D. 高血压   E. 促进产后子宫复原

6. 患者,女,26 岁。妊娠性高血压,注射硫酸镁降压,血压突降至 50/30mmHg。该患者应当立即静脉注射

    A. 去甲肾上腺素   B. 氯化钙   C. 麻黄碱

    D. 多巴胺   E. 碳酸锂

7. 妊娠 6 个月的孕妇引产,此时最好选用

    A. 麦角生物碱   B. 硫酸镁   C. 缩宫素

    D. 普鲁卡因   E. 糖皮质激素

8. 患者,女,26 岁。足月妊娠,昨晚 8 时发动分娩,开始时子宫收缩力良好,但当宫口开大至 3cm 时,子宫收缩减弱,持续时间缩短,间歇时间长,每当阵缩达高峰时按压子宫壁,感觉不够硬且可被压下陷,宫颈不再继续扩张。催产宜选用

    A. 小剂量缩宫素   B. 大剂量缩宫素   C. 麦角新碱

    D. 麦角胺   E. 垂体后叶素

9. 患者,女,24 岁。怀孕 2 个月,因患先天性心脏病而需终止妊娠应选用

    A. 缩宫素   B. 麦角新碱   C. 垂体后叶素

    D. 米索前列醇   E. 利托君

(10~12 题共用题干)

患者,女,24 岁。足月妊娠,因子宫收缩乏力导致滞产。

10. 催产宜选用

    A. 缩宫素   B. 麦角新碱   C. 垂体后叶素

    D. 硫酸镁   E. 利托君

11. 该药对子宫作用的特点不包括

    A. 作用快速而短暂   B. 作用与剂量有关

C. 对妊娠早期子宫不敏感　　　　　　D. 作用与体内性激素水平有关

E. 小剂量使子宫强直性收缩

12. 该药的临床应用不包括

A. 催产　　　　　　B. 引产　　　　　　C. 产后子宫出血

D. 产后子宫复原　　E. 抗早孕

（13～14 题共用题干）

患者,女,24 岁。娩出一男婴后,因子宫收缩乏力致产后大出血。

13. 该患者应选用

A. 硫酸镁　　　　　　B. 麦角新碱　　　　　　C. 肾上腺素

D. 小剂量缩宫素　　　E. 利托君

14. 止血治疗后,患者血压升高至 180/110mmHg,四肢抽搐,应采取

A. 注射硫酸镁　　　　B. 口服硫酸镁　　　　C. 注射地诺前列酮

D. 注射缩宫素　　　　E. 注射氨茶碱

三、问答题

麦角新碱为什么不能用于催产和引产?

四、案例分析

患者,女,孕妇,25 岁。停经 39 周发生阵发性腹痛,至某医院待产,医生用 12U 缩宫素加入 10% 葡萄糖注射液 500ml 中静脉快速滴注,1 小时后娩出一男婴,出现阴道大出血不止,面色苍白,四肢发冷,确诊为子宫破裂,急行子宫切除术。

请问:该产妇为何发生子宫破裂? 缩宫素的临床应用注意事项是什么?

【参考答案】

一、填空题

1. 催产素;节律性;催产;引产;强直性;催产;引产

2. 强;强直性;产后出血;子宫复原;催产;引产

3. 催产;引产;流产

4. β_2;抑制;防止早产

二、单项选择题

1. C;2. E;3. A;4. A;5. C;6. B;7. C;8. A;9. D;10. A;11. E;12. E;13. B;14. A

三、问答题

因麦角新碱对子宫兴奋作用强,剂量稍大易致强直收缩;而且对宫体和宫颈的兴奋作用无明显差别,故不能用于催产和引产。

四、案例分析

由于该产妇使用大剂量的缩宫素(12U)静脉快速滴注催产,引起子宫发生强直性收缩,子宫颈也发生收缩,胎儿娩出不畅,子宫腔压力太大,故造成子宫破裂。

用于引产、催产应严格掌握禁忌证,凡胎位不正、头盆不称、产道异常、前置胎盘、3 次妊娠以上的经产妇或有剖宫产史者禁用;严格掌握剂量和静脉滴注速度,密切监测产妇的呼吸、心率、血压,并注意胎位、宫缩、胎心等。

(谭安雄)

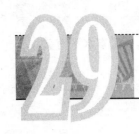

第二十九章

肾上腺皮质激素类药物

【学习要点】

　　肾上腺皮质激素类药物的药理作用广泛且复杂,要在充分理解和掌握其生理作用(调节物质代谢、稳定内环境)的基础上,重点掌握本类药物的药理作用、临床应用及药物使用过程中常见的不良反应。在临床应用时既要考虑到禁忌证的存在,又要结合患者的实际情况,根据不同的病情可采用不同的治疗方法。熟悉隔日疗法的具体给药方法及其理论依据。

【测试练习】

一、填空题

1. 糖皮质激素的主要药理作用包括 ＿＿＿＿＿＿＿＿＿、＿＿＿＿＿＿＿＿＿、＿＿＿＿＿＿＿＿＿、＿＿＿＿＿＿＿＿＿和＿＿＿＿＿＿＿等。

2. 可的松和泼尼松在＿＿＿＿＿＿＿分别转化为＿＿＿＿＿＿＿和＿＿＿＿＿＿＿而生效,故＿＿＿＿＿＿＿患者不宜直接应用。

3. 糖皮质激素可以增加血液中＿＿＿＿＿＿＿、＿＿＿＿＿＿＿、＿＿＿＿＿＿＿数量,减少血液中＿＿＿＿＿＿＿数量。

二、单项选择题

1. 关于糖皮质激素药物作用机制的叙述,正确的是
    A. 通过激活 G 蛋白偶联的受体而发挥作用
    B. 通过激活配体门控的离子通道而发挥作用
    C. 通过阻断 G 蛋白偶联的受体而发挥作用
    D. 通过阻滞配体门控的离子通道而发挥作用
    E. 主要通过与细胞内受体结合而发挥作用

2. 对水盐代谢影响最大的糖皮质激素药物是
    A. 氢化可的松　　　　B. 泼尼松　　　　C. 甲泼尼龙
    D. 曲安西龙　　　　E. 倍他米松

3. 糖皮质激素抗炎作用的基本机制是
    A. 减轻渗出、水肿、毛细血管扩张等炎症反应
    B. 抑制毛细血管和成纤维细胞的增生
    C. 稳定溶酶体膜

    D. 增加肥大细胞颗粒的稳定性

    E. 通过基因效应抑制炎症细胞和炎症分子的产生

4. 糖皮质激素一般剂量长期疗法用于

    A. 腺垂体功能减退   B. 艾迪生病   C. 肾上腺皮质次全切除术后

    D. 肾病综合征   E. 败血症

5. 长期服用较大剂量糖皮质激素,患者一般不会出现

    A. 肾上腺皮质萎缩   B. 高血糖   C. 消化道溃疡或出血

    D. 满月脸   E. 白细胞减少

6. $t_{1/2}$ 较短的糖皮质激素药物是

    A. 氢化可的松   B. 泼尼松   C. 泼尼松龙

    D. 甲泼尼松   E. 曲安西龙

7. 糖皮质激素禁用于

    A. 虹膜炎   B. 角膜炎   C. 视网膜炎

    D. 角膜溃疡   E. 视神经炎

8. 长期大量应用糖皮质激素的主要不良反应是

    A. 骨质疏松   B. 粒细胞减少症   C. 血小板减少症

    D. 过敏性紫癜   E. 花粉症

9. 抗炎效能较小的糖皮质激素药物是

    A. 氢化可的松   B. 可的松   C. 曲安西龙

    D. 甲泼尼龙   E. 氟轻松

10. 对糖代谢影响较大的糖皮质激素药物是

    A. 氢化可的松   B. 可的松   C. 泼尼松

    D. 曲安西龙   E. 地塞米松

11. 糖皮质激素用于炎症后期的目的是

    A. 具有强大的抗炎作用,促进炎症消散

    B. 促进炎症部位血管收缩,降低其通透性

    C. 稳定溶酶体膜,减少蛋白水解酶释放

    D. 抑制肉芽组织生长,防止粘连和瘢痕形成

    E. 抑制花生四烯酸释放,减少 PG 合成

12. 属于长效糖皮质激素的药物是

    A. 氢化可的松   B. 甲泼尼松   C. 可的松

    D. 地塞米松   E. 泼尼松龙

13. 地塞米松适用于治疗

    A. 再生障碍性贫血   B. 水痘   C. 带状疱疹

    D. 糖尿病   E. 真菌感染

14. 糖皮质激素治疗自身免疫性疾病时的常用药物是

    A. 可的松   B. 氢化可的松   C. 泼尼松

    D. 地塞米松   E. 倍他米松

15. 糖皮质激素大剂量突击疗法适用于

    A. 感染中毒性休克   B. 肾病综合征   C. 系统性红斑狼疮

D. 恶性淋巴瘤 　　　　E. 顽固性支气管哮喘

16. 糖皮质激素小剂量替代疗法用于
    A. 再生障碍性贫血 　　　　　　　　　　B. 粒细胞减少症
    C. 血小板减少症 　　　　　　　　　　　D. 肾上腺皮质功能减退症
    E. 系统性红斑狼疮

(17~19 题共用题干)

患者发热、咳嗽、咳痰,血压 80/50mmHg,临床诊断为中毒性肺炎。

17. 该患者应首选以下处理
    A. 大量输液 　　　　　　　　　　　　　B. 冬眠疗法
    C. 肾上腺素 　　　　　　　　　　　　　D. 足量有效抗感染药物
    E. 肾上腺皮质激素

18. 休克症状未见好转,应及早使用
    A. 大剂量氢化可的松 　　B. 输血 　　　　C. 补充维生素
    D. 脂肪乳剂 　　　　　　E. 抗病毒药物

19. 病情缓解后应立即
    A. 停用抗生素 　　　　　　　　　　　　B. 停用肾上腺皮质激素
    C. 加用镇咳药物 　　　　　　　　　　　D. 使用阿司匹林类药物
    E. 使用肾上腺素

(20~22 题共用题干)

患者,女,44 岁。肾上腺皮质癌患者,近日行肾上腺皮质切除术,术后除继续抗肿瘤治疗外

20. 治疗药物应首选
    A. 对乙酰氨基酚 　　　　B. 阿司匹林 　　　C. 阿莫西林
    D. 布洛芬 　　　　　　　E. 氢化可的松

21. 此治疗目的是
    A. 对症治疗 　　　　　　B. 预防感染 　　　C. 防止出血
    D. 补充治疗 　　　　　　E. 预防手术部位粘连

22. 应用该药最佳的给药时间是
    A. 隔日中午 　　　　　　B. 隔日下午 　　　C. 隔日晚上
    D. 隔日午夜 　　　　　　E. 隔日早上

三、问答题

1. 糖皮质激素禁用于哪些情况?
2. 简述糖皮质激素隔日疗法的药理学依据。

四、案例分析

患者,男,62 岁。18 岁时诊断为"支气管哮喘",服泼尼松龙片、茶碱类药物后症状缓解,后来每当哮喘发作时常自服泼尼松龙片每日 20~40mg,每年服药时间为 4~7 个月。22 年前患者体重逐渐增加,腹围增大,四肢变瘦。8 年前逐渐出现双下肢麻木,背部疼痛。2 个月前哮喘再次发作,自服泼尼松龙片、氨茶碱后症状未缓解,8 天前出现双下肢无力,不能行走。查体:满月脸,皮肤菲薄,下腹部见多条粗大紫纹,桶状胸,双肺呼吸音低,脊柱向后畸形,腰骶部压痛,四肢肌力减退。BP 168/94mmHg。胸部 X 光正位片:双肺慢性

支气管炎、肺气肿改变。胸椎 MRI:胸椎退行性改变,T5～T9 椎体压缩性骨折,椎间盘变性,T4、T5 椎体向后突出,椎管变窄。诊断:①慢性阻塞性肺疾病,支气管哮喘;②药源性肾上腺皮质激素功能亢进综合征;③骨质疏松症,胸腰椎退行性变,T5～T9 椎体压缩性骨折,椎间盘突出。

请问:泼尼松龙对缓解该患者的哮喘有何作用? 该患者的哪些症状和体征与反复大量使用泼尼松龙有关?

【参考答案】

一、填空题
1. 抗炎;抗免疫;抗休克;降温;兴奋中枢
2. 肝;氢化可的松;泼尼松龙;严重肝功能不全
3. 血红蛋白;红细胞;血小板;淋巴细胞

二、单项选择题
1. E;2. A;3. E;4. D;5. E;6. A;7. D;8. A;9. B;10. E;11. D;12. D;13. A;14. C;15. A;16. D;17. D;18. A;19. B;20. E;21. D;22. E

三、问答题
1. 糖皮质激素禁用于抗菌药物不能控制的病毒、真菌感染、活动性结核病、骨折、创伤修复期、活动性溃疡、角膜溃疡、妊娠早期、有癫痫病史及精神病史者、肾上腺皮质功能亢进者。

2. 依据肾上腺皮质分泌具有昼夜节律性,清晨一次给药,可使外源性药物和内源性糖皮质激素对下丘脑-垂体-肾上腺轴的负反馈抑制作用时间一致,可减轻药物对腺垂体分泌 ACTH 的抑制,降低长期大剂量给药导致肾上腺皮质功能减退的发生率。

四、案例分析
泼尼松龙为肾上腺皮质激素类药物,具有抗炎作用、抗免疫和抗过敏作用,能抑制炎症反应引起的支气管平滑肌痉挛、血管扩张通透性增加导致的支气管黏膜水肿、减少支气管的黏液分泌,改善支气管管腔狭窄、气道阻力增加引起的支气管哮喘。

长期大量使用泼尼松龙会引起患者体内的物质代谢紊乱,引起向心性肥胖如满月脸,皮肤菲薄,下腹部见多条粗大紫纹。骨质疏松如脊柱向后畸形,腰骶部压痛,胸椎退行性改变,T5～T9 椎体压缩性骨折,椎间盘变性,T4、T5 椎体向后突出,椎管变窄。蛋白质合成减少,四肢变瘦,肌力减退。水钠潴留,循环血量增加引起高血压。

(范红艳　任　旷)

第三十章

甲状腺激素与抗甲状腺药

【学习要点】

学习甲状腺激素的生物合成、分泌与调节,有助于理解并记忆抗甲状腺药的作用和临床应用。作为人体内重要的激素之一,甲状腺激素过少或过多都会导致疾病,甲状腺激素分泌减少引起的甲状腺功能减退症可用甲状腺激素补充治疗;甲状腺激素分泌过多引起的甲状腺功能亢进则需抗甲状腺药进行纠正。重点掌握甲状腺激素及抗甲状腺药物的作用、临床应用及不良反应。

【测试练习】

一、名词解释
甲状腺危象
二、填空题
1. 目前常用的抗甲状腺素药有＿＿＿＿＿＿＿＿、＿＿＿＿＿＿＿＿、＿＿＿＿＿＿＿＿、
＿＿＿＿＿＿＿＿四类。
2. 小剂量碘可防治＿＿＿＿＿＿＿＿;大剂量碘产生抗＿＿＿＿＿＿＿＿作用。
3. 大剂量碘在甲亢术前应用的目的是＿＿＿＿＿＿＿＿、＿＿＿＿＿＿＿＿。
三、单项选择题
1. 硫脲类药物的基本作用是

    A. 抑制碘泵   B. 抑制 Na^+-K^+ 泵

    C. 抑制甲状腺过氧化物酶   D. 抑制甲状腺蛋白水解酶

    E. 阻断甲状腺激素受体

2. 碘化物不能单独用于甲亢内科治疗的原因是

    A. 使甲状腺组织退化   B. 使腺体增大、肥大

    C. 使甲状腺功能减退   D. 使甲状腺功能亢进

    E. 用药 2 周后即失去抗甲状腺作用

3. 抑制外周组织的 T_4 转变成 T_3 作用较强的抗甲状腺药是

    A. 甲硫氧嘧啶   B. 丙硫氧嘧啶   C. 甲巯咪唑

    D. 卡比马唑   E. 大剂量碘剂

4. 大剂量碘抑制甲状腺激素释放是作用于

A. 多巴胺 β 羟化酶　　　　　　　　B. 琥珀酸脱氢酶

C. 蛋白水解酶　　　　　　　　　　D. 过氧化物酶

E. 二氢叶酸合成酶

5. 甲状腺危象的治疗主要采用

A. 大剂量碘剂　　　B. 小剂量碘剂　　　C. 大剂量硫脲类药物

D. 普萘洛尔　　　　E. 甲状腺素

6. 治疗呆小病的主要药物是

A. 甲巯咪唑　　　　B. 卡比马唑　　　　C. 丙硫氧嘧啶

D. 甲状腺素　　　　E. 小剂量碘剂

7. 治疗黏液性水肿的主要药物是

A. 甲巯咪唑　　　　B. 丙硫氧嘧啶　　　C. 甲状腺素

D. 小剂量碘剂　　　E. 卡比马唑

8. 丙硫氧嘧啶治疗甲亢的严重不良反应是

A. 瘙痒　　　　　　B. 药疹　　　　　　C. 粒细胞缺乏

D. 关节痛　　　　　E. 咽痛、喉水肿

9. 硫脲类药物的临床应用不包括

A. 轻症甲亢　　　　B. 甲状腺危象　　　C. 不宜手术的甲亢

D. 甲亢术后复发　　E. 克汀病

10. 治疗甲亢的药物不包括

A. 硫脲类　　　　　B. 碘化物　　　　　C. 放射性碘

D. β 受体阻断药　　E. 钙拮抗药

11. 不属于硫脲类药物的作用特点的是

A. 对已合成的甲状腺激素无作用

B. 起效慢,1~3 个月基础代谢率才恢复正常

C. 可使血清甲状腺激素水平显著下降

D. 可使甲状腺组织退化、血管减少、腺体缩小

E. 可使腺体增生、增大、充血

12. 患者,女,43 岁。患甲状腺功能亢进 3 年,经多方治疗病情仍难控制,需行甲状腺部分切除术,在丙硫氧嘧啶的基础上,术前两周应给予

A. 甲状腺素　　　　B. 小剂量碘剂　　　C. 大剂量碘剂

D. 甲巯咪唑　　　　E. 卡比马唑

(13~14 题共用题干)

患者,女,35 岁。甲状腺肿大伴多汗、多食、消瘦、心悸、烦躁,根据放射性核素扫描及血 T_3、T_4 检查,诊断为甲亢。

13. 该患者治疗药物应首选

A. 甲状腺素　　　　B. 丙硫氧嘧啶　　　C. 碘剂

D. 放射性碘　　　　E. 肾上腺皮质激素

14. 治疗期间应定期复查

A. 尿常规　　　　　B. 肝、肾功能　　　C. 血常规

D. 心电图　　　　　E. 甲状腺扫描

四、问答题

举例说明治疗甲状腺功能亢进的药物分类及作用特点。

五、案例分析

患者,男,48 岁。因烦躁、易怒、多汗、心悸等就诊,血清检查 T_3、T_4 明显升高,诊断为甲状腺功能亢进。医生开出如下处方:

丙硫氧嘧啶	$0.1g \times 30$	$0.1g/$次	一日 3 次	口服
普萘洛尔	$10mg \times 30$	$10mg/$次	一日 3 次	口服
地西泮	$5mg \times 10$	$5mg/$次	每晚睡前服	

试分析此处方是否合理?

【参考答案】

一、名词解释

因精神刺激、感染、手术、创伤等诱因,使甲状腺激素突然大量释放入血,导致甲亢病情恶化,出现高热、心力衰竭、肺水肿、电解质紊乱而危及生命。

二、填空题

1. 硫脲类;大剂量碘和碘化物;放射性碘;β 受体阻断药
2. 单纯性甲状腺肿;甲状腺
3. 使甲状腺腺体缩小变硬;减少出血

三、单项选择题

1. C;2. E;3. B;4. C;5. A;6. D;7. C;8. C;9. E;10. E;11. D;12. C;13. B;14. C

四、问答题

①硫脲类:如丙硫氧嘧啶,通过抑制过氧化物酶活性,使甲状腺素合成减少,同时抑制外周血 T_4 转为 T_3。可用于甲亢内科治疗、甲亢术前准备和甲状腺危象辅助用药等。②碘和碘化物:如碘化钾,大剂量碘可抑制甲状腺激素蛋白水解酶,使甲状腺激素释放减少并抑制 TSH 分泌。用于甲亢危象和甲亢术前准备。③放射性碘:如 ^{131}I,利用产生 β 射线破坏甲状腺组织来治疗甲亢。④β 受体阻断药:如普萘洛尔,主要通过阻断 β 受体而改善甲亢症状,尤其是甲亢所致的心率加快等交感神经活动增强的表现。并可减少甲状腺素分泌和 T_3 生成。用于甲亢治疗、甲状腺危象辅助治疗及术前准备,单用作用有限,与硫脲类合用作用更显著。

五、案例分析

合理。

丙硫氧嘧啶抑制甲状腺激素合成,还可以抑制 T_4 转化为 T_3;普萘洛尔阻断心脏 β 受体,缓解心悸症状;地西泮具有抗焦虑和镇静催眠作用,可缓解患者的紧张情绪并改善睡眠。

(范红艳 任 旷)

第三十一章

降血糖药

【学习要点】

胰岛素是体内调节糖代谢最重要的激素,胰岛素绝对或相对缺乏,胰岛素抵抗引起其作用减弱可导致糖尿病。补充外源性胰岛素降低血糖是治疗糖尿病的主要方法。口服降糖药通过促进胰岛素的分泌,提高其降糖作用;促进葡萄糖的利用;较少葡萄糖的吸收降低血糖。重点掌握胰岛素和口服降糖药的药理作用、临床应用和不良反应;了解胰岛素抵抗的原因和改善胰岛素抵抗的合理用药原则。

【测试练习】

一、名词解释

胰岛素抵抗

二、填空题

1. 胰岛素口服易＿＿＿＿＿＿＿,可以采用＿＿＿＿＿＿＿及＿＿＿＿＿＿＿给药。

2. 胰岛素对糖尿病的适应证是＿＿＿＿＿＿＿、＿＿＿＿＿＿＿和＿＿＿＿＿＿＿。

3. 常用的口服降糖药有＿＿＿＿＿＿＿、＿＿＿＿＿＿＿、＿＿＿＿＿＿＿、＿＿＿＿＿＿＿和

＿＿＿＿＿＿＿。

三、单项选择题

1. 不属于双胍类药物特点的是

    A. 可引起乳酸性酸中毒　　　　　　　　B. 不与蛋白结合,不被代谢,自尿中排出

    C. 促进组织摄取葡萄糖　　　　　　　　D. 抑制胰高血糖素的分泌

    E. 主要用于轻症糖尿病患者

2. 关于降糖药的叙述,错误的是

    A. 磺酰脲类药物可通过胎盘屏障

    B. 胰岛素不能通过胎盘屏障

    C. 磺酰脲类药物可引起妊娠高血压

    D. 在怀孕期间,胰岛素较磺酰脲类药物有更广泛的应用

    E. 妊娠期糖尿病可用胰岛素配合食物治疗

3. 合并肾功能不全的糖尿病患者易发生不良反应的药物是

    A. 格列吡嗪　　　　　B. 格列本脲　　　　　C. 甲苯磺丁脲

　　D. 氯磺丙脲　　　　　　E. 格列齐特

4. 老年糖尿病患者不宜用

　　A. 格列齐特　　　　　B. 氯磺丙脲　　　　　C. 格列本脲

　　D. 二甲双胍　　　　　E. 苯乙双胍

5. 糖尿病患者大手术时宜选用胰岛素治疗的理由是

　　A. 改善糖代谢　　　　B. 改善脂肪代谢　　　　C. 改善蛋白质代谢

　　D. 避免胰岛素耐受性　　　　　　　　E. 防止和纠正代谢紊乱恶化

6. 双胍类药物治疗糖尿病的机制是

　　A. 增强胰岛素的作用　　　　　　　B. 促进组织摄取葡萄糖等

　　C. 刺激内源性胰岛素的分泌　　　　D. 阻滞 ATP 敏感的钾通道

　　E. 增加靶细胞膜上胰岛素受体的数目

7. 糖尿病酮症酸中毒患者宜选用大剂量胰岛素的原因是

　　A. 慢性耐受性　　　　　　　　　　B. 产生抗胰岛素受体抗体

　　C. 靶细胞膜上葡萄糖转运系统失常　　D. 胰岛素受体数量减少

　　E. 血中大量游离脂肪酸和酮体的存在妨碍了葡萄糖的摄取和利用

8. 能促进胰岛 B 细胞释放胰岛素的是

　　A. 格列本脲　　　　　B. 二甲双胍　　　　　C. 苯乙双胍

　　D. 罗格列酮　　　　　E. 阿卡波糖

9. 患者,男,68 岁。有糖尿病史多年,长期服用磺酰脲类降糖药,近日因血糖明显升高,口服降糖药控制不理想改用胰岛素,本次注射胰岛素后突然出现出汗、心悸、震颤,继而出现昏迷。请问,此时对该患者应采取的抢救措施是

　　A. 加用一次胰岛素　　　　　　　　B. 口服糖水

　　C. 静脉注射 50% 葡萄糖注射液　　　D. 静脉注射糖皮质激素

　　E. 心内注射肾上腺素

(10~11 题共用题干)

患者,男,30 岁,肥胖。近来出现多饮多食、多尿、尿糖阳性、血糖升高,诊断为 2 型糖尿病。

10. 此患者首选的治疗方法是

　　A. 单纯饮食控制　　　B. 服用二甲双胍　　　C. 胰岛素皮下注射

　　D. 格列本脲口服　　　E. 甲苯磺丁脲口服

11. 经上述治疗,尿糖仍持续阳性,血糖仍高考虑改用

　　A. 长效胰岛素　　　　B. 二甲双胍　　　　　C. 氯磺丙脲

　　D. 格列本脲　　　　　E. 甲苯磺丁脲

(12~13 题共用题干)

患者,女,35 岁。妊娠 24 周,孕检发现空腹血糖 7.3mmol/L,餐后血糖 18.7mmol/L。诊断:妊娠期合并糖尿病。

12. 该患者药物治疗应首选

　　A. 胰岛素　　　　　B. 低精蛋白锌胰岛素　　　C. 精蛋白锌胰岛素

　　D. 格列齐特　　　　E. 二甲双胍

13. 该药常见的不良反应是

A. 嗜睡、眩晕　　　B. 粒细胞减少　　　C. 低血糖

D. 胰岛素抵抗　　　E. 脂肪萎缩

四、问答题

试述产生胰岛素抵抗的类型、常见原因及其处理。

五、案例分析

患者,男,41 岁。因口干、多饮、多尿、体重减轻 8 个月入院。查体:BP 141/89mmHg,神志清醒,体重 106kg,心、肺、腹部未见异常。实验室检查:空腹血糖 11.2mmol/L,餐后血糖 16.3mmol/L,糖化血红蛋白 8.2%。诊断:2 型糖尿病。医生建议:①控制饮食;②适当加强运动,减轻体重;③口服二甲双胍 0.25g,一日 3 次;④定期检查血糖,根据血糖水平调整用药剂量。

试分析医生建议是否合理?

【参考答案】

一、名词解释

胰岛素作用的靶器官对胰岛素作用的敏感性下降,即正常剂量的胰岛素不能产生正常生物学效应的一种状态。

二、填空题

1. 被消化酶破坏;静脉注射;皮下注射

2. 1 型糖尿病;伴有合并症(感染、创伤、手术、妊娠)或并发症(酮症酸中毒及非酮症高血糖高渗性昏迷)的 2 型糖尿病;经饮食控制或口服降糖药无效者的 2 型糖尿病

3. 磺酰脲类;双胍类;胰岛素增敏药;α- 葡萄糖苷酶抑制剂;促胰岛素分泌药

三、单项选择题

1. D;2. C;3. D;4. B;5. E;6. B;7. E;8. A;9. C;10. A;11. B;12. A;13. C

四、问答题

胰岛素抵抗可分为急性胰岛素抵抗和慢性胰岛素抵抗两种情况。急性胰岛素抵抗常见于机体处于应激状态,或短期内需增加胰岛素剂量。后者见于长期应用胰岛素,体内产生胰岛素抗体,对此可用免疫抑制剂控制症状,能使患者对胰岛素的敏感性恢复正常;或靶细胞膜上葡萄糖转运系统失常,靶细胞膜上胰岛素受体数目减少,此时换用其他动物胰岛素或改用高纯度胰岛素,并适当调整剂量可改善疗效。

五、案例分析

合理。

患者为肥胖的 2 型糖尿患者,二甲双胍对此类患者降糖作用较好。二甲双胍促进组织细胞对葡萄糖的摄取和利用,减少肝内糖原异生,抑制肠道对葡萄糖的吸收,抑制胰高血糖素释放,降低糖尿病患者的血糖。为更好地控制血糖,患者应控制食物的摄入量,加强体育锻炼,减轻体重。在用药期间定期检测血糖有利于调整给药剂量,保证血糖水平维持在正常范围。

(范红艳　任　旷)

第三十二章

性激素类药与抗生育药

【学习要点】

雌激素和孕激素是由女性卵巢产生的调节女性生殖器官发育,促进性细胞成熟,维持第二性征和内环境稳定的激素。雄激素是主要由男性睾丸产生的调节男性生殖器官发育,促进性细胞成熟,维持第二性征和内环境稳定的激素。雌激素类药主要用于卵巢功能不全和绝经期综合征的治疗;孕激素类药主要用于黄体功能不足和绝经期综合征的治疗;雄激素类药主要用于睾丸功能不足的治疗。抗雌激素类药主要用于乳腺癌的治疗;抗孕激素类药主要用于抗早孕;抗雄激素类药主要用于前列腺增生的治疗。抗生育药可抑制排卵、抑制受精卵着床、杀死精子,用于避孕和抗早孕。

【测试练习】

一、名词解释
同化激素

二、填空题
1. 常用抗雌激素药物有_____、_____、_____。
2. 抗生育药可分为_____、_____、_____、_____四大类。

三、单项选择题
1. 黄体功能不足导致的子宫内膜出血应选用的药物是

    A. 雌二醇   B. 醋酸甲羟孕酮   C. 睾酮

    D. 苯丙酸诺龙   E. 非那雄胺

2. 下列属于同化激素的药物是

    A. 己烯雌酚   B. 炔诺酮   C. 左炔诺孕酮

    D. 美雄酮   E. 棉酚

3. 抑制排卵的避孕药主要组成成分是

    A. 孕激素类药和雌激素类药   B. 孕激素类药和雄激素类药

    C. 雌激素类药和雄激素类药   D. 孕激素类药和抗雌激素类药物

    E. 雄激素类药和抗孕激素类药

4. 孕激素的药理作用是

    A. 促进排卵   B. 促进子宫内膜由增殖期向分泌期转化

  C. 促进子宫平滑肌收缩　　　　　　D. 促进子宫颈开放

  E. 促进黄体形成

5. 促性腺激素类药物是

  A. 睾酮　　　　　　B. 雌二醇　　　　　　C. 黄体酮

  D. 氯米芬　　　　　　E. 绒毛膜促性腺激素

6. 主要用于阴道内杀死精子的药物是

  A. 炔诺酮　　　　　　B. 己烯雌酚　　　　　　C. 苯丙酸诺龙

  D. 壬苯醇醚　　　　　　E. 棉酚

(7~8 题共用题干)

  患者,女,49 岁。停经 3 个月,潮热、烦躁、易怒,诊断为绝经综合征。

7. 要缓解患者的症状,应选用的药物是

  A. 雌激素类药物　　B. 抗雌激素类药物　　C. 雄激素类药物

  D. 抗雄激素类药物　　E. 抗孕激素类药物

8. 使用此类药物后患者出现明显的恶心、呕吐、食欲缺乏等不良反应,应采取的措施是

  A. 停药　　　　　　　　　　　　　B. 适当减少给药剂量

  C. 给予抗雌激素类药物　　　　　　D. 给予抗孕激素类药物

  E. 给予抗雄激素类药物

四、问答题

简述主要抑制排卵的抗生育药的药理作用。

五、案例分析

  患者,女,25 岁。既往体健,停经 37 天,查尿妊娠试验阳性,B 超显示宫内一孕囊,约 1.3cm×1.0cm 大小,未见胚芽,但患者近两天有阴道少量出血,不排除先兆流产可能,患者要求流产。医生建议观察 3~5 天,复查 B 超确定孕囊内有卵黄囊,确诊宫内早孕,排除宫外孕,建议实施药物流产。

  请问该患者应选择什么药实施药物流产?

【参考答案】

一、名词解释

某些人工合成的睾酮衍生物雄激素活性明显减弱,其同化作用保留或增强,这些药物称同化激素。

二、填空题

1. 氯米芬;他莫昔芬;雷洛昔芬

2. 抗排卵药;抗着床药;抗早孕药;杀精子药

三、单项选择题

1. B;2. D;3. A;4. B;5. E;6. D;7. A;8. B

四、问答题

抑制排卵的抗生育药由孕激素和雌激素组成,外源性雌激素和孕激素通过负反馈机制,抑制下丘脑促性腺激素释放激素的释放,从而减少促卵泡素和黄体生成素分泌,两者协同作

用而显著抑制排卵。大量孕激素干扰子宫内膜正常发育,不利于受精卵着床。孕激素使宫颈黏液黏稠度增加,不利于精子运行,影响卵子受精。

五、案例分析

应用孕激素受体阻断药米非司酮与前列腺素制剂米索前列醇配伍应用实施药物流产。

(范红艳 任 旷)

第三十三章

抗菌药物概论

【学习要点】

本章重点讲授的是抗菌药物的常用术语、作用机制、合理应用以及细菌的耐药机制。

抗菌谱是指抗菌药的抗菌范围。抑菌药指仅能抑制细菌生长繁殖而无杀灭作用的药物。杀菌药指具有杀灭细菌作用的药物。化疗指数一般用半数致死量(LD_{50})与半数有效量(ED_{50}),或以5%的致死量(LD_5)与95%有效量(ED_{95})的比值来表示,是评价化疗药物有效性与安全性的指标。抗菌后效应(PAE)指抗菌药物发挥抗菌作用后,药物浓度低于最低抑菌浓度或被消除之后,细菌生长仍受到持续抑制的效应。首次接触效应(FEE)指抗菌药物在初次接触细菌时有强大的抗菌效应,再度接触或连续与细菌接触,并不明显地增强或再次出现这种明显的效应,需要间隔相当时间以后,才会再起作用。

抗菌药的作用机制包括抑制细菌细胞壁合成、影响胞质膜的通透性、抑制细菌蛋白质合成、抑制细菌核酸合成、影响细菌叶酸代谢等。

耐药性分为固有耐药性和获得性耐药性,是由于反复与药物接触后,通过产生灭活酶、改变抗菌药的作用靶位、降低胞质膜的通透性、改变代谢途径、增强主动流出系统等方式对抗药物的作用。

抗菌药物一定要合理应用,要科学合理地选择抗菌药物、制订合理的治疗方案、严格控制抗菌药的预防应用和局部应用以及科学合理地联合应用抗菌药。

【测试练习】

一、名称解释

1. 抗菌谱
2. 抑菌药
3. 杀菌药
4. 化疗指数
5. 抗菌后效应
6. 首次接触效应

二、填空题

1. 多药耐药指_____。

2. 联合应用抗菌药可能出现的结果是 _____、_____、_____、
_____。

3. 细菌对抗菌药产生耐药性的生化机制包括 _____、_____、_____、_____、_____。

三、单项选择题

1. 抗菌活性是指
   - A. 药物的抗菌范围
   - B. 药物的抗菌浓度
   - C. 药物的治疗指数
   - D. 药物的抗菌能力
   - E. 药物理化活性

2. 可产生拮抗效应的联合应用是
   - A. 青霉素与阿米卡星
   - B. 青霉素与红霉素
   - C. 青霉素与磺胺嘧啶
   - D. 链霉素与四环素
   - E. 庆大霉素与四环素

3. β-内酰胺类抗生素的抗菌作用机制是
   - A. 破坏细菌的细胞膜
   - B. 抑制细菌细胞壁的合成
   - C. 抑制细菌蛋白质的合成
   - D. 抑制细菌叶酸合成
   - E. 抑制核酸的合成

4. 主要通过抑制核酸合成而发挥作用的抗菌药物是
   - A. 青霉素类
   - B. 头孢菌素类
   - C. 喹诺酮类
   - D. 大环内酯类
   - E. 氨基糖苷类

5. 有甲、乙、丙三药,其化疗指数分别为 2、4、6,三药安全性的大小是
   - A. 甲 = 乙 = 丙
   - B. 甲 > 乙 > 丙
   - C. 甲 < 乙 < 丙
   - D. 甲 > 丙 > 乙
   - E. 甲 < 丙 < 乙

6. 属繁殖期杀菌剂的药物是
   - A. 头孢唑林
   - B. 氯霉素
   - C. 四环素
   - D. 红霉素
   - E. 庆大霉素

7. 属静止期杀菌剂的药物是
   - A. 青霉素
   - B. 氯霉素
   - C. 四环素
   - D. 红霉素
   - E. 阿米卡星

(8~9 题共用题干)

患者,女,18 岁。因畏寒、发热、乏力 22 天,全身皮肤瘙痒 2 天后入院。查体:T 37.4℃,P 112 次/分,R 21 次/分,BP 125/60mmHg,神志清楚,双肺呼吸音粗糙,双下肺可闻及啰音。入院后分 3 个部位抽血做细菌培养,均分离出草绿色链球菌、金黄色葡萄球菌和肠球菌。用阿米卡星加青霉素治疗 3 天后,换成阿米卡星加哌拉西林钠舒巴坦钠注射液治疗,治疗 11 天后,体温恢复正常,皮疹消失,病情控制出院。

8. 阿米卡星与青霉素联合用药的适应证属于
   - A. 病因未明的严重感染
   - B. 单一药物不能控制的严重混合感染
   - C. 长期用药可能出现耐药菌的慢性感染
   - D. 抗菌药物不易渗入的特殊部位感染
   - E. 联合用药可减少与药物剂量相关的毒性反应

9. 治疗 3 天后换成阿米卡星加哌拉西林钠舒巴坦钠注射液治疗的可能原因是
   - A. 患者对青霉素产生耐药性
   - B. 患者对青霉素产生蓄积性中毒
   - C. 患者对青霉素产生依赖性
   - D. 青霉素与阿米卡星产生拮抗作用

E. 细菌对青霉素产生耐药性

四、问答题

简述青霉素与氯霉素合用可能降低青霉素的抗菌效果的理由。

【参考答案】

一、名称解释

1. 抗菌药的抗菌范围。

2. 仅能抑制细菌生长繁殖而无杀灭作用的药物,如磺胺类、四环素类抗生素。

3. 具有杀灭细菌作用的药物,如青霉素、氨基糖苷类抗生素等。

4. 一般用半数致死量(LD_{50})与半数有效量(ED_{50}),或以5%的致死量(LD_5)与95%有效量(ED_{95})的比值来表示,是评价化疗药物有效性与安全性的指标。通常化疗指数越大,表明药物毒性越小。

5. 抗菌药物发挥抗菌作用后,药物浓度低于最低抑菌浓度或被消除之后,细菌生长仍受到持续抑制的效应。

6. 抗菌药物在初次接触细菌时有强大的抗菌效应,再度接触或连续与细菌接触,并不明显地增强或再次出现这种明显的效应,需要间隔相当时间以后才会再起作用。

二、填空题

1. 有些耐药菌同时对几种作用机制不同的抗菌药产生耐药

2. 协同(增强);相加;无关;拮抗

3. 产生灭活酶;改变靶位结构;降低胞质膜的通透性;改变代谢途径;加强主动流出系统

三、单项选择题

1. D;2. B;3. B;4. C;5. C;6. A;7. E;8. B;9. E

四、问答题

氯霉素属速效抑菌剂,青霉素属繁殖期杀菌剂,前者可使细菌处于静止状态,不利于繁殖期杀菌剂青霉素发挥作用。

(于天贵)

第三十四章

β-内酰胺类抗生素

【学习要点】

β-内酰胺类抗生素是指化学结构中含β-内酰胺环的抗生素,其作用机制是β-内酰胺环与菌体内的青霉素结合蛋白结合并抑制其转肽酶活性,从而阻碍细菌细胞壁合成,菌体失去渗透屏障而膨胀、裂解,加上自溶酶的作用,细菌最终溶解而死亡。细菌对β-内酰胺类抗生素的耐药机制主要是细菌产生的β-内酰胺酶可使药物的β-内酰胺环水解裂开而失去抗菌活性。

青霉素类包括天然青霉素和半合成青霉素。青霉素是临床常用的天然青霉素,其抗菌谱为:①G⁺球菌;②G⁺杆菌;③G⁻球菌;④螺旋体、放线菌。临床作为敏感G⁺球菌、G⁺杆菌、G⁻球菌及螺旋体感染的首选药。主要不良反应是过敏反应,最严重的是过敏性休克,因此用药前要询问过敏史、做皮试、准备好抢救药肾上腺素。半合成青霉素与青霉素相比,具有耐酸、耐酶、广谱等特点。

头孢菌素类的特点为抗菌谱广、杀菌力强、对β-内酰胺酶稳定性高、过敏反应发生率低。头孢菌素类分为四代,各代依次对肾脏的毒性越来越小,对β-内酰胺酶的稳定性越来越高。

【测试练习】

一、填空题

1. 细菌对青霉素产生耐药性的主要机制是_____。

2. 青霉素可作为首选药治疗的感染是 _____、_____、_____、
_____。

3. 前三代头孢菌素类对G⁺菌作用强弱顺序是第____代 > 第____代 > 第____代。

二、单项选择题

1. 青霉素最常见的不良反应是

    A. 二重感染   B. 过敏反应   C. 胃肠道反应

    D. 肝、肾损害   E. 耳毒性

2. 对铜绿假单胞菌有效的抗生素是

    A. 青霉素   B. 羧苄西林   C. 苯唑西林

    D. 阿莫西林   E. 氨苄西林

3. β-内酰胺类抗生素的作用靶点是

    A. 细菌核蛋白体 30S 亚基　　　　　　　　B. 细菌核蛋白体 50S 亚基

    C. 细菌胞质膜上特殊蛋白 PBPs　　　　　　D. 二氢叶酸合成酶

    E. DNA 螺旋酶

4. 关于苯唑西林的叙述,错误的是

    A. 抗菌谱广　　　　　　B. 口服有效　　　　　　C. 用前皮试

    D. 耐青霉素酶　　　　　E. 可产生过敏反应

5. 治疗梅毒的首选药是

    A. 庆大霉素　　　　　　B. 四环素　　　　　　　C. 青霉素

    D. 氯霉素　　　　　　　E. 红霉素

6. 对细菌的 β-内酰胺酶有较强抑制作用的药物是

    A. 羧苄西林　　　　　　B. 氨苄西林　　　　　　C. 头孢曲松

    D. 克拉维酸　　　　　　E. 头孢西林

7. 抢救青霉素过敏性休克的首选药是

    A. 肾上腺素　　　　　　B. 氯化钙　　　　　　　C. 氢化可的松

    D. 苯海拉明　　　　　　E. 去甲肾上腺素

8. 关于头孢菌素类的叙述,错误的是

    A. 与青霉素仅有部分交叉过敏现象

    B. 抗菌作用机制是抑制细菌细胞壁合成

    C. 与红霉素有协同抗菌作用

    D. 第三代药物对革兰阴性菌的作用强

    E. 第一、第二代药物对肾脏均有毒性

9. 患者,男,30 岁。高热,胸痛,咳铁锈色痰,右肺下叶实变,诊断为大叶性肺炎。治疗药物首选

    A. 氯唑西林　　　　　　B. 青霉素　　　　　　　C. 羧苄西林

    D. 头孢唑林　　　　　　E. 头孢曲松

10. 患者,男,40 岁。嗜酒,因胆囊炎给予抗菌药物治疗,恰朋友来探望,小酌后有明显的恶心、呕吐、面部潮红、头痛、血压降低,这种现象最易发生的药物是

    A. 阿莫西林　　　　　　B. 氨苄西林　　　　　　C. 青霉素

    D. 头孢孟多　　　　　　E. 氨曲南

11. 患者,女,50 岁。患耐青霉素的金葡菌性心内膜炎,青霉素皮试阴性,既往有慢性肾盂肾炎病史,该患者应选用

    A. 氨苄西林　　　　　　B. 羧苄西林　　　　　　C. 头孢氨苄

    D. 头孢唑林　　　　　　E. 双氯西林

(12~14 题共用题干)

患者,男,52 岁。因两腮区酸痛、乏力、张口受限 2 天入院,于 28 天前自用电工钳"拔除左后牙"。查体:呈紧张面容,频繁打呵欠,张口Ⅱ度受限,遗留残根,牙龈稍红肿。经诊断,以"拔牙后继发破伤风感染"转外科隔离病房治疗。

12. 该患者治疗药物应首选

    A. 羧苄西林　　　　　　B. 阿莫西林　　　　　　C. 青霉素

  D. 头孢哌酮　　　　　E. 头孢曲松

13. 该药的主要不良反应是
  A. 胃肠道反应　　　B. 二重感染　　　C. 过敏反应
  D. 肾毒性　　　　　E. 肝损害

14. 在使用该药的同时,合用破伤风抗毒素的目的是
  A. 中和细菌释放的外毒素　　　　　　B. 防止二重感染
  C. 对抗过敏反应　　　　　　　　　　D. 减轻胃肠道反应
  E. 中和细菌释放的内毒素

三、问答题

简述青霉素的抗菌机制,并解释其作用特点。

四、案例分析

患者,女,20岁。因咽干、咽痛、发热来院就诊。患者自述3天前咽痛、发热,无鼻塞流涕和腹痛症状,经门诊检查:T 39.8℃,P 104次/分,R 24次/分,BP 100/70mmHg,诊断为上呼吸道感染。经皮试阴性后,给予青霉素800万U加入5%葡萄糖注射液500ml中静脉滴注,次日因症状未见好转而入院治疗。给予青霉素800万U加入5%葡萄糖注射液500ml中静脉滴注。静脉滴注约0.5小时后,患者突然出现胸闷、气短、面赤、四肢冷、脉细数,R 120次/分,BP 75/52mmHg。

请分析:患者第2次使用青霉素后出现的症状属于哪种疾病?应如何处理?

【参考答案】

一、填空题

1. 产生β-内酰胺酶,水解青霉素的β-内酰胺环
2. G⁺球菌感染;G⁺杆菌感染;G⁻球菌感染;螺旋体感染
3. 一;二;三

二、单项选择题

1. B;2. B;3. C;4. A;5. C;6. D;7. A;8. C;9. B;10. D;11. E;12. C;13. C;14. A

三、问答题

青霉素的作用机制主要是抑制转肽酶活性,阻碍细胞壁主要成分黏肽的交叉联结,导致细胞壁缺损,菌体失去渗透屏障而膨胀、裂解,加上自溶酶的作用,细菌最终溶解而死亡。

青霉素的抗菌作用特点:①对G⁺菌作用强,对G⁻杆菌作用弱,因G⁻杆菌胞壁黏肽含量少,胞质渗透压低,且细胞壁外有一层外膜,使青霉素不易透入发挥作用;②对繁殖期细菌作用强,对静止期细菌作用弱,因青霉素对已合成的细菌细胞壁无影响;③对人和动物的毒性小,因哺乳动物的细胞没有细胞壁。

四、案例分析

属青霉素引发的过敏性休克。应立即停药,并皮下注射0.1%肾上腺素1ml、吸氧。如有必要还可加用地塞米松以及升压药。

(于天贵)

第三十五章

大环内酯类、林可霉素类及多肽类抗生素

【学习要点】

本章重点掌握红霉素类药物的抗菌作用、临床应用和不良反应。红霉素属快速抑菌剂，主要通过抑制菌体蛋白质发挥作用；抗菌谱与青霉素相似但略广，对大多数 G^+ 菌、部分 G^- 球菌、支原体、立克次体、衣原体等均有抑制作用；临床上主要用于耐青霉素的金黄色葡萄球菌感染和对青霉素过敏者，可作为支原体肺炎、军团菌肺炎的首选药；主要不良反应为胃肠道反应，大剂量应用易引起黄疸和肝损害。第二代药物罗红霉素、克拉霉素、阿奇霉素与红霉素相比具有抗菌谱广、$t_{1/2}$长、对酸稳定、不良反应少的特点。

林可霉素类抗生素在骨组织中的药物浓度高，是治疗金黄色葡萄球菌引起的急、慢性骨髓炎及关节感染的首选药之一。此类药物最严重的不良反应是假膜性肠炎。

万古霉素和去甲万古霉素对耐甲氧西林金黄色葡萄球菌（MRSA）和耐甲氧西林表皮葡萄球菌（MRSE）作用突出，主要用于 MRSA 和 MRSE 引起的严重感染，毒性大。

多黏菌素类对铜绿假单胞菌作用显著，主要用于耐药的铜绿假单胞菌感染，对肾和神经系统的毒性大。

杆菌肽不易产生耐药性，与其他抗生素之间无交叉耐药性，因对肾脏毒性大，仅局部用于皮肤、眼等浅部 G^+ 菌感染。

【测试练习】

一、填空题

1. 克林霉素是治疗_____的首选药。

2. 阿奇霉素对 G^- 菌的作用明显_____于红霉素。

3. 克林霉素与红霉素结合位点接近，两者合用会产生_____作用。

4. 乳糖酸红霉素如用生理盐水做溶媒可发生_____现象。

二、单项选择题

1. 林可霉素类可能发生的最严重的不良反应是

    A. 过敏性休克   B. 肾功能损害   C. 永久性耳聋

    D. 胆汁淤积性黄疸   E. 假膜性肠炎

2. 对大环内酯类抗生素不敏感的病原体是
   A. 链球菌　　　　　B. 军团菌　　　　　C. 变形杆菌
   D. 肺炎支原体　　　E. 白喉棒状杆菌

3. 大环内酯类抗生素的抗菌作用机制是
   A. 阻碍细菌细胞壁的合成　　　　　B. 干扰细菌的叶酸代谢
   C. 影响细菌胞质膜的通透性　　　　D. 抑制细菌蛋白质的合成
   E. 抑制细菌核酸代谢

4. 革兰阳性菌感染且患者对青霉素过敏者可选用
   A. 苯唑西林　　　　B. 阿奇霉素　　　　C. 氨苄西林
   D. 羧苄西林　　　　E. 阿莫西林

5. 治疗支原体肺炎宜选
   A. 罗红霉素　　　　B. 青霉素　　　　　C. 头孢哌酮
   D. 阿莫西林　　　　E. 羧苄西林

6. 红霉素的主要不良反应是
   A. 肝损害　　　　　B. 过敏反应　　　　C. 二重感染
   D. 胃肠道反应　　　E. 耳毒性

7. 多黏菌素类的主要临床用途是
   A. 革兰阳性菌感染　　　　　　　　B. 铜绿假单胞菌感染
   C. 真菌严重感染　　　　　　　　　D. 厌氧菌严重感染
   E. 结核分枝杆菌感染

(8~9题共用题干)

患者,14岁。白血病化疗后病情稳定,根尖脓肿后下颌骨及股骨发生急性骨髓炎。

8. 抗菌治疗时可首选
   A. 红霉素　　　　　B. 克林霉素　　　　C. 青霉素
   D. 头孢哌酮　　　　E. 头孢唑林

9. 该药的抗菌机制是
   A. 抑制菌体蛋白质合成　　　　　B. 抑制细菌细胞壁合成
   C. 干扰叶酸代谢　　　　　　　　D. 抑制依赖 DNA 的 RNA 多聚酶
   E. 抑制 DNA 回旋酶

三、问答题

简述红霉素的抗菌机制及临床应用。

四、案例分析

患者,男,25岁。诉昨日上午起突发寒战、高热,伴头痛、乏力、周身酸痛、食欲缺乏。今晨起又出现咳嗽、气急和右上胸痛,并咳出少量带血丝的痰液。前天曾淋过冷雨。体检:T 39.8℃,P 112 次/分,R 38 次/分,BP 110/70mmHg。急性病容,面色潮红,呼吸急迫,鼻翼扇动,口唇微发绀。右上胸呼吸运动减弱,语颤增强,叩诊音较浊,可听及支气管呼吸音及细湿啰音,语音传导增强。心律齐,心尖部有Ⅱ级收缩期杂音,较柔和。腹平软,肝、脾未触及。诊断为肺炎球菌性肺炎。青霉素皮试(＋)。

请分析:如何选用抗菌药进行治疗?

【参考答案】

一、填空题

1. 金黄色葡萄球菌引起的急慢性骨髓炎
2. 强
3. 拮抗
4. 盐析

二、单项选择题

1. E;2. C;3. D;4. B;5. A;6. D;7. B;8. B;9. A

三、问答题

红霉素与细菌核糖体的50S亚基结合,阻止肽链的延长,从而阻碍细菌蛋白质的合成。本药是治疗弯曲杆菌引起的败血症或肠炎、支原体肺炎、沙眼衣原体所致的婴儿肺炎、军团菌病、白喉带菌者的首选药。也常用于耐青霉素的金黄色葡菌感染和对青霉素过敏的其他革兰阳性菌感染。

四、案例分析

该患者被诊断为肺炎球菌性肺炎,但对青霉素过敏,因此不宜使用 β- 内酰胺类抗生素,宜选用大环内酯类抗生素。

（于天贵）

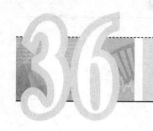

第三十六章

氨基糖苷类抗生素

【学习要点】

氨基糖苷类抗生素是由氨基糖与苷元连接而成的苷类抗生素。因化学结构相似,因而具有许多共性:均呈碱性,常用其硫酸盐;口服都难吸收;抗菌机制主要是抑制细菌蛋白质合成,属静止期杀菌剂;抗菌谱及临床应用基本相似,对各种需氧 G^- 杆菌如大肠埃希菌、铜绿假单胞菌、克雷伯菌属、肠杆菌属、变形杆菌属、志贺菌属、枸橼酸杆菌属有强大的杀菌作用,临床上主要用于需氧 G^- 杆菌所致的全身感染,口服用于肠道感染,制成外用软膏、眼膏或冲洗液治疗局部感染,链霉素、卡那霉素可作为结核病的治疗药物;不良反应相似,主要是耳毒性和肾毒性,尤其在儿童和老年人更易引起,因此老年人、儿童、孕妇、哺乳期妇女均要慎用,并且此类药物之间不宜合用。

常用的氨基糖苷类抗生素有链霉素、庆大霉素、阿米卡星、妥布霉素、奈替米星、依替米星等。

【测试练习】

一、填空题

1. 阿米卡星的突出优点是_____。
2. 使用氨基糖苷类抗生素后出现肌肉麻痹,可用_____和_____对抗。
3. 氨基糖苷类抗生素抗菌谱的特点主要是对_____有强大的杀菌作用。

二、单项选择题

1. 对铜绿假单胞菌感染无效的药物是
   A. 妥布霉素　　　　　　B. 羧苄西林　　　　　　C. 链霉素
   D. 阿米卡星　　　　　　E. 庆大霉素
2. 细菌对氨基糖苷类抗生素产生耐药性的主要原因是
   A. 细菌产生水解酶　　　　　　B. 细菌改变代谢途径
   C. 细菌产生钝化酶　　　　　　D. 细菌胞质膜的通透性改变
   E. 细菌产生大量 PABA
3. 用药前须做皮试的药物是
   A. 链霉素　　　　　　B. 阿米卡星　　　　　　C. 妥布霉素
   D. 庆大霉素　　　　　　E. 依替米星

4. 关于氨基糖苷类抗生素的叙述,错误的是

　　A. 对革兰阴性杆菌作用强　　　　　　B. 属静止期杀菌剂

　　C. 用于全身感染必须注射给药　　　　D. 对耳及肾脏有一定毒性

　　E. 本类各药间无交叉耐药性

5. 治疗鼠疫的首选药是

　　A. 阿米卡星　　　　　　B. 链霉素　　　　　　C. 妥布霉素

　　D. 庆大霉素　　　　　　E. 卡那霉素

6. 易致肾损害的抗生素是

　　A. 红霉素　　　　　　　B. 青霉素　　　　　　C. 阿奇霉素

　　D. 庆大霉素　　　　　　E. 林可霉素

7. 与呋塞米合用时,可使耳毒性增强的药物是

　　A. 阿米卡星　　　　　　B. 青霉素　　　　　　C. 阿奇霉素

　　D. 红霉素　　　　　　　E. 多西环素

(8~9 题共用题干)

患者,男,22 岁。因咳嗽、咳痰 1 周入院。患者有咳嗽,咳痰,咳呈刺激性咳嗽,痰呈白色黏痰,痰液黏稠,不易咳出,无寒战,发热。查体:T 38.3℃,P 72 次/分,R 18 次/分,BP 110/70mmHg,神志清,精神差,头颅及五官端正,颈软,无抵抗。肺部听诊,双肺呼吸音粗糙,可闻及湿啰音及少量喘鸣音。腹部未发现异常。初步诊断为支气管炎合并肺部感染。用药:硫酸阿米卡星注射液 0.4g 肌内注射。

8. 阿米卡星属于

　　A. 大环内酯类　　　　　　B. 头孢菌素类　　　　　　C. 喹诺酮类

　　D. 林可霉素类　　　　　　E. 氨基糖苷类

9. 若治疗过程中需加用其他药物增强治疗效果,最好选用

　　A. 头孢唑林　　　　　　　B. 罗红霉素　　　　　　　C. 庆大霉素

　　D. 奈替米星　　　　　　　E. 多黏菌素 E

三、问答题

简述氨基糖苷类抗生素的共同不良反应。

四、案例分析

患者,男,76 岁,诊断:胃癌。于 2006 年 9 月 6 日行胃大部切除术,术后给予头孢唑林(1g,加入生理盐水 100ml 中静脉滴注,一日 2 次)及其他常规支持治疗。术后即刻床旁胸片:右下肺炎、两肺纹理增多、肺气肿、左上肺肺大疱。9 月 7 日加用阿米卡星(0.4g 加入5% 葡萄糖溶液 250ml 中静脉滴注,一日 1 次)。9 月 12 日出现肉眼血尿,未引起重视。9 月15 日复查肾功能、电解质:肌酐、尿素氮、血清钾增高。

请问以上用药是否合理? 为什么?

【参考答案】

一、填空题

1. 对肠道 G⁻ 杆菌和铜绿假单胞菌所产生的多种氨基糖苷类灭活酶稳定

2. 新斯的明;钙剂

3. 需氧 G⁻ 杆菌

二、单项选择题

1. C;2. C;3. A;4. E;5. B;6. D;7. A;8. E;9. B

三、问答题

①耳毒性。包括前庭神经和耳蜗听神经损伤,前者表现为眩晕、恶心、呕吐、眼球震颤和平衡失调,后者表现为耳鸣、听力减退甚至耳聋。用药期间应密切关注眩晕、耳鸣等先兆症状,定期进行听力检查,并避免与增加耳毒性的药物合用。②肾损害。此类药物可损害肾小管尤其是近曲小管上皮细胞,通常表现为蛋白尿、管型尿、血尿等,严重时可导致无尿、氮质血症和肾衰竭。临床用药时应定期检查肾功能,避免合用有肾毒性的药物,肾功能减退患者慎用或调整给药方案。③神经肌肉接头阻滞。此类药物可与突触前膜钙结合部位结合,抑制神经末梢 ACh 释放,从而阻滞神经肌肉接头处的传递,引起呼吸肌麻痹。一旦发生,可用新斯的明和钙剂抢救。④过敏反应。链霉素过敏性休克的发生率虽较青霉素低,但死亡率高,使用之前应做皮试。

四、案例分析

不合理。

因为头孢唑林属第一代头孢菌素类抗生素,有明显的肾毒性;阿米卡星属氨基糖苷类抗生素,也可产生肾毒性。两者合用肾毒性增强,这是患者出现肾功能损害的原因。

（于天贵）

第三十七章

四环素类和氯霉素类抗生素

【学习要点】

四环素类抗生素属快速抑菌剂,主要通过抑制菌体蛋白质合成而发挥作用;抗菌谱广,对 G^+ 菌、G^- 菌、立克次体、支原体、衣原体、螺旋体和阿米巴原虫均有抑制作用;主要用于立克次体感染、支原体感染和螺旋体感染,首选药为多西环素;本类药可引起二重感染、牙釉质发育异常、骨骼畸形等不良反应。故应避免长期用药,若出现假膜性肠炎用万古霉素或甲硝唑治疗,孕妇、哺乳期妇女及 8 岁以下的儿童禁用四环素类药物。

氯霉素类药物属快速抑菌剂,主要通过抑制菌体蛋白质合成而发挥作用;抗菌谱广,但因骨髓抑制毒性太大,临床应用受到限制,一般不做首选药物,目前主要用于伤寒、副伤寒、立克次体病、脑膜炎和脑脓肿等一些严重感染。用药期间注意勤查血象,早产儿、新生儿禁用,婴儿、孕妇、哺乳期妇女慎用。

【测试练习】

一、填空题

1. 四环素的不良反应包括_____、_____、_____等。

2. 氯霉素属肝药酶_____剂。

3. 多西环素又称_____。

4. 多价金属离子可_____四环素类药物的吸收。

二、单项选择题

1. 氯霉素的抗菌机制为

    A. 抑制细菌的蛋白质合成   B. 影响细菌细胞膜的通透性

    C. 抑制细菌细胞壁的合成   D. 影响细菌核酸代谢

    E. 干扰细菌叶酸代谢

2. 儿童不宜服用四环素类,是由于该类药

    A. 影响神经系统发育   B. 抑制骨髓功能   C. 易致灰婴综合征

    D. 影响骨、牙发育   E. 易致黄疸

3. 长期应用不引起二重感染的药物是

    A. 四环素   B. 米诺环素   C. 青霉素

    D. 土霉素   E. 多西环素

4. 口服铁剂时,肠道吸收受影响最大的药物是
   A. 氯霉素   B. 罗红霉素   C. 阿莫西林
   D. 四环素   E. 头孢唑林

5. 氯霉素在临床应用受限的主要原因是
   A. 抗菌活性弱   B. 血药浓度低   C. 细菌易耐药
   D. 易致过敏反应   E. 严重抑制骨髓造血功能

6. 较易透过血脑屏障的抗生素是
   A. 氯霉素   B. 链霉素   C. 林可霉素
   D. 多黏菌素 B   E. 土霉素

7. 治疗立克次体感染首选
   A. 头孢哌酮   B. 头孢唑林   C. 阿莫西林
   D. 阿奇霉素   E. 四环素

(8~9题共用题干)

患者,男,18岁,中学生。患有消化性溃疡,在使用抑制胃酸分泌药的同时,需要合用抗幽门螺杆菌药。

8. 治疗药物可选用
   A. 红霉素   B. 四环素   C. 青霉素
   D. 头孢唑林   E. 双氯西林

9. 该药的作用机制是
   A. 抑制细菌细胞壁合成   B. 影响细菌胞质膜的通透性
   C. 抑制细菌蛋白质合成   D. 抑制细菌叶酸合成
   E. 抑制细菌核酸合成

三、案例分析

患者,男,15岁。因高热、头痛、频繁呕吐3天,于1月10日来诊。患者3天前突然高热达39℃,伴发冷和寒战,同时出现剧烈头痛,频繁呕吐,呈喷射性,吐出食物和胆汁,无上腹部不适,进食少,二便正常。既往体健,无胃病和结核病史,无药物过敏史,所在学校有类似患者发生。查体:T 39.1℃,P 110次/分,R 22次/分,BP 120/80mmHg,急性热病容,神志清楚,皮肤散在少量出血点,浅表淋巴结未触及,巩膜不黄,咽充血(+),扁桃体(-),颈有抵抗,两肺叩清,心界叩诊不大,律齐,腹平软,肝、脾肋下未触及,下肢不肿,Brudzinski征(+),Kernig征(+),Babinski征(-)。化验:血 Hb 124g/L,WBC 14.4×10^9/L,N 84%,L 16%,PLT 210×10^9/L,尿常规(-),大便常规(-)。

该患者应诊断为什么病?如何选择抗菌药?

【参考答案】

一、填空题

1. 二重感染;局部刺激反应;影响骨骼和牙齿的生长
2. 抑制
3. 强力霉素
4. 减少

二、单项选择题

1. A;2. D;3. C;4. D;5. E;6. A;7. E;8. B;9. C

三、案例分析

该患者应诊断为流行性脑脊髓膜炎。诊断依据：①冬春季节发病(1 月 10 日)，当地有本病发生(学校有类似患者)；②急起高热，剧烈头痛，频繁喷射性呕吐，皮肤出血点和脑膜刺激征；③化验血 WBC 总数及中性粒细胞比例增高。

尽早应用细菌敏感及能透过血脑屏障的抗菌药物，首选大剂量青霉素，也可选用氨苄西林及第三代头孢菌素头孢噻肟，对青霉素过敏者或耐药者可选用氯霉素，但应注意观察骨髓抑制情况。

（于天贵）

第三十八章

人工合成抗菌药

【学习要点】

本章内容包括喹诺酮类、磺胺类、磺胺增效剂、硝基呋喃类共四类抗菌药,重点内容为各类抗菌药的抗菌谱、临床应用和不良反应。

喹诺酮类药物中最常用的是氟喹诺酮类,也是人工合成抗菌药中最常用的一类杀菌药。本类药物抗菌谱不仅包括多数需氧革兰阴性菌及革兰阳性菌,且大部分品种(特别是第四代产品)对厌氧菌及衣原体、支原体、结核分枝杆菌也有较理想的抗菌活性。临床用于敏感菌所致的呼吸系统、泌尿生殖系统、肠道以及皮肤软组织、骨与关节、胆道等部位的感染,四代喹诺酮在社区获得性肺炎的治疗中发挥重要作用。值得注意的是,随着本类药物的广泛应用,不良反应也日益突出,如软骨毒性、肾毒性、心脏毒性、过敏性休克、血糖代谢紊乱、光敏反应、跟腱炎或跟腱断裂、中枢神经系统毒性等。

磺胺类药为广谱、慢效抑菌药。其中磺胺嘧啶用于防治流行性脑脊髓膜炎、治疗诺卡菌属感染;磺胺甲噁唑用于泌尿系统、肠道、呼吸道等部位的感染,是卡氏肺囊虫病的首选药;柳氮磺吡啶主要治疗非特异性溃疡性结肠炎。本类药物单用易产生耐药,一般与甲氧苄啶(TMP)组成复方制剂以增强疗效、延缓或减少耐药性的产生。用磺胺类药时应注意首剂加倍以保证其抑菌作用;脓液或坏死组织中含有大量的 PABA,普鲁卡因等在体内水解生成PABA,它们均是削弱磺胺类药抗菌活性的因素;用药期间多饮水并碱化尿液,以减轻肾损害。

硝基呋喃类药目前主要用于泌尿系统或肠道感染。

【测试练习】

一、填空题

1. 喹诺酮类药的不良反应包括_____、_____、_____、_____、_____等几方面。

2. 磺胺类药能竞争性抑制_____,TMP 能抑制_____,两者合用,使细菌_____代谢受到双重阻断,抗菌作用增强。

3. 喹诺酮类药的作用机制为抑制细菌的_____或_____,使细菌 DNA合成受阻,造成细菌死亡。

4. 复方磺胺甲噁唑是由_____和_____组成的。临床主要用于_____、

_____、_____等部位的感染。

5. 呋喃妥因主要治疗_____感染,呋喃唑酮主要治疗_____感染。

6. 氟喹诺酮类药可代替_____用于嗜肺军团菌感染,代替_____作为伤寒杆菌感染的首选药。

7. 磺胺类药常见不良反应包括_____、_____、_____等几方面。

8. 喹诺酮类药与_____离子合用能影响其吸收,与_____、_____等合用能加重心脏毒性,与_____等合用诱发神经系统不良反应;与碱化尿液的药物一起应用能加重_____毒性。

二、单项选择题

1. 氟喹诺酮类药物的抗菌谱不包括
   A. 大肠埃希菌、铜绿假单胞菌
   B. 金黄色葡萄球菌、肠球菌
   C. 立克次体、螺旋体
   D. 支原体、衣原体
   E. 结核分枝杆菌、厌氧菌

2. 适用于创伤面铜绿假单胞菌感染的药物是
   A. 磺胺醋酰
   B. 磺胺甲噁唑
   C. 甲氧苄啶
   D. 磺胺嘧啶
   E. 磺胺嘧啶银

3. 呋喃妥因可引起
   A. 软骨损害
   B. 周围神经炎
   C. 叶酸缺乏
   D. 溶血性贫血
   E. 青光眼

4. 长期大量使用不引起巨幼红细胞性贫血的药物是
   A. 甲氧苄啶
   B. 磺胺嘧啶
   C. 复方磺胺甲噁唑
   D. 苯妥英钠
   E. 氨苯蝶啶

5. 局部应用治疗眼部感染的药物是
   A. 磺胺嘧啶
   B. 磺胺异噁唑
   C. 磺胺甲噁唑
   D. 磺胺醋酰
   E. 磺胺米隆

6. 下列药物中,对支原体感染无效的是
   A. 磺胺甲噁唑
   B. 红霉素
   C. 四环素
   D. 左氧氟沙星
   E. 莫西沙星

7. 服用磺胺类药时加用碳酸氢钠的主要目的是
   A. 减少胃肠道反应
   B. 增强抗菌活性
   C. 碱化尿液,增加磺胺类药及其代谢产物在尿中的溶解度
   D. 促进磺胺类药的吸收
   E. 促进磺胺类药的分布

8. 可治疗溃疡性结肠炎的药物是
   A. 磺胺异噁唑
   B. 磺胺嘧啶
   C. 磺胺甲噁唑
   D. 甲氧苄啶
   E. 柳氮磺吡啶

9. 下列药物中,易引起新生儿核黄疸的是
   A. 青霉素
   B. 庆大霉素
   C. 头孢氨苄
   D. 红霉素
   E. 磺胺甲噁唑

10. 关于磺胺类药的叙述,错误的是
    A. 对人体的叶酸代谢无影响
    B. 抑制细菌二氢叶酸还原酶
    C. 单用磺胺类药易产生耐药性
    D. 磺胺嘧啶易引起肾损害
    E. G-6-PD 缺乏者用后可引起溶血

11. 属于第四代喹诺酮类药的是
    A. 环丙沙星
    B. 氧氟沙星
    C. 莫西沙星
    D. 诺氟沙星
    E. 氟罗沙星

12. 治疗流行性脑脊髓膜炎首选
    A. 磺胺嘧啶
    B. 庆大霉素
    C. 链霉素
    D. 红霉素
    E. 林可霉素

13. 在碱性尿液中,易产生肾损害的是
    A. 环丙沙星
    B. 柳氮磺吡啶
    C. 磺胺嘧啶
    D. 青霉素
    E. 磺胺甲噁唑

14. 关于甲氧苄啶的叙述,错误的是
    A. 抗菌谱与磺胺类药相似
    B. 单用不易引起细菌耐药
    C. 与磺胺类药合用对细菌叶酸代谢产生双重阻断作用
    D. 作用机制为抑制二氢叶酸还原酶
    E. 长期应用引起巨幼红细胞性贫血

15. 关于氟喹诺酮类药物的叙述,错误的是
    A. 抗菌谱广
    B. 可代替氯霉素治疗伤寒
    C. 可代替大环内酯类药治疗嗜肺军团菌感染
    D. 能抑制细菌 DNA 回旋酶及拓扑异构酶Ⅳ
    E. 碱化尿液可减轻其肾毒性

16. 患者,男,15 岁。流行性脑脊髓膜炎入院治疗,下列药物中不宜选用的是
    A. 链霉素
    B. 磺胺嘧啶
    C. 青霉素
    D. 氨苄西林
    E. 头孢呋辛

(17~18 题共用题干)

患者,女,31 岁。发热、腰痛伴尿痛、尿急 2 天入院。查体:T 38.9℃,两侧肋脊角叩击痛。血常规:WBC 15×10⁹/L,N 86% ;尿液检查:蛋白(-),镜检 RBC 3~5/HP,WBC 10~12/HP,留尿培养后,开始根据经验给予抗菌药治疗。

17. 可以选用的抗菌药不包括
    A. 头孢曲松
    B. 庆大霉素
    C. 左氧氟沙星
    D. 复方磺胺甲噁唑
    E. 苯唑西林

18. 使用左氧氟沙星治疗时,下列叙述正确的是
    A. 与头孢曲松混合静脉滴注
    B. 尽量采用注射给药
    C. 尽量采用口服给药
    D. 静脉滴注时,液体内加地塞米松以缓解中毒症状

　　E. 同时服用碳酸氢钠以增强抗菌作用

三、问答题

1. 简述喹诺酮类药的主要不良反应。

2. 磺胺甲噁唑与甲氧苄啶组成复方制剂的药理学依据是什么？

四、案例分析

　　患者,女,50 岁。因"发热、咳嗽、咳黄痰 3 天伴右侧胸痛"入院。有糖尿病史 5 年,正在使用二甲双胍。入院体格检查:体温 38.6℃,心率 90 次/分,呼吸 22 次/分,血压 130/80mmHg。右肺可闻及湿性啰音及哮鸣音。随机血糖 9.1mmol/L。胸部 CT:右肺中叶实变影。诊断为社区获得性肺炎。留痰培养,初始经验性抗菌治疗方案为莫西沙星 0.4g,静脉滴注,一日 1 次;阿司匹林 0.5g,口服,需要时服;二甲双胍 0.5g,口服,一日 3 次。

　　请问以上用药是否为最佳选择？

【参考答案】

一、填空题

1. 胃肠道反应;光敏反应;神经系统反应;软骨损害;心脏毒性

2. 二氢叶酸合成酶;二氢叶酸还原酶;叶酸

3. DNA 回旋酶;拓扑异构酶Ⅳ

4. 磺胺甲噁唑;甲氧苄啶;泌尿道;肠道;呼吸道

5. 泌尿道;肠道

6. 大环内酯类;氯霉素

7. 肾毒性;过敏反应;对血液系统的影响

8. 二价或三价阳;抗心律失常药;三环类抗抑郁药;非甾体抗炎药;肾

二、单项选择题

1. C;2. E;3. B;4. B;5. D;6. A;7. C;8. E;9. E;10. B;11. C;12. A;13. A;14. B;15. E;16. A;17. E;18. C

三、问答题

　　1. ①胃肠道反应:常见恶心、呕吐、腹痛等;②中枢神经系统毒性:如头痛、头晕、失眠、抽搐等,与非甾体抗炎药合用能加重这种毒性反应;③光敏反应:如皮疹、皮肤瘙痒等,用药期间应避免紫外线照射;④软骨损害:常表现为关节疼痛、肿胀等;⑤心脏毒性:可引起室性心律失常、室颤,与大环内酯类药、三环类抗抑郁药等合用能加重心脏毒性;⑥其他:如跟腱炎、跟腱断裂、肾损害、肝毒性、血糖紊乱、过敏性休克等。

　　2. 两者组成的复方制剂为复方磺胺甲噁唑。①两者的抗菌谱相似,体内过程、$t_{1/2}$(磺胺甲噁唑的 $t_{1/2}$ 为 12 小时,甲氧苄啶的 $t_{1/2}$ 为 10 小时)相近,两者合用,血药浓度增高,抗菌作用增强;②磺胺甲噁唑抑制二氢叶酸合成酶,甲氧苄啶抑制二氢叶酸还原酶,两者合用,使细菌的叶酸代谢受到双重阻断,抗菌作用可提高数倍至数十倍,甚至出现杀菌作用;③两者合用可减少耐药性的产生。

四、案例分析

　　不是最佳选择。

　　莫西沙星可引起血糖代谢紊乱,糖尿病患者应慎用;非甾体抗炎药尽量不用,以免引起过度出汗、脱水等,而且莫西沙星与非甾体抗炎药合用可增加中枢神经系统的毒性反应。

社区获得性肺炎抗菌药物选择主要是β-内酰胺类/β-内酰胺酶抑制剂,或联合大环内酯类、氟喹诺酮类药物治疗。鉴于本患者的实际情况,不宜选用莫西沙星治疗。

(姚　伟)

第三十九章

抗结核病药

【学习要点】

抗结核病药分为一线抗结核病药和二线抗结核病药。常用一线药物有异烟肼、利福平、乙胺丁醇、吡嗪酰胺、链霉素等。一线抗结核病药具有以下特点：①口服易吸收，经肝代谢，穿透力强，对细胞内、外结核分枝杆菌皆有抗菌作用，在脑脊液中可达有效浓度（链霉素除外）；②大多数药物选择性作用于结核分枝杆菌（利福平及链霉素对其他革兰阳性或阴性菌也有作用），抗菌活性强；③单用易产生耐药性，必须联合用药；④不良反应相对较少。二线药物有对氨基水杨酸、丙硫异烟胺、莫西沙星、氧氟沙星、左氧氟沙星等，主要在一线药物产生耐药时或与一线药物配伍使用，也是耐多药结核分枝杆菌感染的主要用药。

结核病的用药原则要遵守早期用药、联合用药、适量用药、规律用药、全程督导治疗五项原则。

【测试练习】

一、名词解释

流感样综合征

二、填空题

1. 一线抗结核病药包括＿＿＿＿＿＿＿、＿＿＿＿＿＿＿＿、＿＿＿＿＿＿＿＿、＿＿＿＿＿＿＿等。

2. 异烟肼的主要抗菌机制为抑制结核分枝杆菌＿＿＿＿＿＿＿＿的生物合成；利福平的抗菌机制是抑制结核分枝杆菌＿＿＿＿＿＿＿＿的合成。

3. 抗结核病药中能明显抑制肝药酶的是＿＿＿＿＿＿＿＿，诱导肝药酶的是＿＿＿＿＿＿＿。

4. 异烟肼引起的神经系统不良反应包括＿＿＿＿＿＿＿＿及＿＿＿＿＿＿＿＿症状。皆因妨碍＿＿＿＿＿＿＿＿的利用或使＿＿＿＿＿＿＿＿排泄增加，导致＿＿＿＿＿＿＿＿缺乏所致。

三、单项选择题

1. 关于异烟肼抗结核病的叙述，错误的是
   A. 对结核分枝杆菌有高度的选择性
   B. 在脑脊液中可达有效治疗浓度
   C. 对繁殖期结核分枝杆菌有杀灭作用
   D. 单用不易产生耐药性
   E. 具有肝毒性

2. 不宜与对氨基水杨酸钠同时服用的药物是
  A. 异烟肼   B. 乙胺丁醇   C. 利福平
  D. 链霉素   E. 丙硫异烟胺

3. 连续大量使用能导致球后视神经炎的药物是
  A. 利福平   B. 异烟肼   C. 链霉素
  D. 乙胺丁醇   E. 对氨基水杨酸

4. 关于维生素 B_6 的叙述,正确的是
  A. 增强异烟肼抗结核分枝杆菌的作用
  B. 延缓细菌对异烟肼产生耐药性
  C. 减轻异烟肼引起的肝损害
  D. 治疗异烟肼引起的神经系统不良反应
  E. 扩大抗菌谱

5. 在酸性环境中抗菌作用增强的药物是
  A. 异烟肼   B. 乙胺丁醇   C. 链霉素
  D. 对氨基水杨酸   E. 吡嗪酰胺

6. 各型结核病的首选药是
  A. 异烟肼   B. 乙胺丁醇   C. 利福平
  D. 对氨基水杨酸   E. 丙硫异烟胺

7. 下列药物中,能将痰液、尿液、汗液等染成橘红色的是
  A. 利福平   B. 异烟肼   C. 氧氟沙星
  D. 乙胺丁醇   E. 对氨基水杨酸

8. 早孕妇女应禁用的药物是
  A. 利福平   B. 异烟肼   C. 丙硫异烟胺
  D. 乙胺丁醇   E. 卡马西平

9. 下列药物中,不易透过血脑屏障的是
  A. 异烟肼   B. 利福平   C. 链霉素
  D. 乙胺丁醇   E. 吡嗪酰胺

10. 下列药物中,具有肝药酶抑制作用的是
  A. 异烟肼   B. 利福平   C. 链霉素
  D. 卡那霉素   E. 氧氟沙星

11. 以下抗结核病药物中,抗菌谱最广的是
  A. 左氧氟沙星   B. 乙胺丁醇   C. 链霉素
  D. 异烟肼   E. 卡那霉素

（12~13 题共用题干）

患者,男,44 岁。低热咳嗽20 余天来诊。X 线胸片显示:左肺尖密度不均阴影。诊断为"继发性肺结核痰(+)初治"。患者痛风病史 3 年。

12. 抗结核治疗时慎用的药物是
  A. 异烟肼   B. 利福平   C. 吡嗪酰胺
  D. 左氧氟沙星   E. 链霉素

13. 肺结核初治患者的治疗原则错误的是

  A. 早期用药　　　　　B. 联合用药　　　　　C. 适量用药

  D. 规律用药　　　　　E. 突击用药

四、问答题

1. 常用一线抗结核病药有哪些？抗结核病药为何采用联合用药？

2. 简述抗结核病药的用药原则。

五、案例分析

  患者,男,52 岁。乏力、咳嗽 1 个多月,发热(38℃左右)、痰中带血近 20 天。X 线胸片显示:右肺上叶尖后段炎症,伴有空洞形成,痰涂(+),诊断为"浸润性肺结核　右上　涂(+),初治"。用药过程:异烟肼、利福平、吡嗪酰胺、乙胺丁醇联合使用,每日顿服,连用 2 个月(强化期),后根据用药的第 2 个月末痰涂片情况修改治疗方案。

  请问本治疗方案是否合理？

【参考答案】

一、名称解释

利福平大量间歇给药治疗结核病时,可出现发热、寒战、头痛、肌肉酸痛等类似于感冒样症状。

二、填空题

1. 利福平;异烟肼;乙胺丁醇;链霉素

2. 分枝菌酸;mRNA

3. 异烟肼;利福平

4. 周围神经炎;中枢神经系统症状;维生素 B_6;维生素 B_6;维生素 B_6

三、单项选择题

1. D;2. C;3. D;4. D;5. E;6. A;7. A;8. A;9. C;10. A;11. A;12. C;13. E

四、问答题

  1. 常用一线抗结核病药有异烟肼、利福平、乙胺丁醇、链霉素、吡嗪酰胺等。本类药物单用易产生耐药性,联合用药能增强抗菌活性、延缓或减少耐药性的产生。

  2. 抗结核病药的用药原则包括早期用药;联合用药;适量用药;全程规律用药;全程督导治疗。

五、案例分析

合理。

  结核病治疗要严格执行统一标准方案。初治痰涂片阳性肺结核(初治是指下列情况之一者:尚未开始抗结核治疗;正进行标准化疗方案用药而未满疗程;不规则化疗未满 1 个月)初治方案有每日用药方案和间歇用药方案两种。其中每日用药方案分为强化期 2 个月和巩固期 4 个月。强化期异烟肼(H)、利福平(R)、吡嗪酰胺(Z)、乙胺丁醇(E)联合使用,每日顿服,连用 2 个月;巩固期异烟肼、利福平每日顿服,连用 4 个月,简写为 2HRZE/4HR。初治强化期第 2 个月末痰涂片仍阳性,强化方案可延长 1 个月,总疗程 6 个月不变(巩固期缩短 1 个月)。若第 5 个月痰涂片仍阳性,第 6 个月阴性,巩固期延长 2 个月,总疗程为8 个月。

（姚　伟）

第四十章

抗真菌药和抗病毒药

【学习要点】

抗真菌药根据化学结构分为抗生素类、唑类、丙烯胺类及嘧啶类。目前临床常用的是唑类,其抗菌谱广,对浅部真菌及深部真菌皆有作用。其中三唑类药物可作为治疗深部真菌感染的首选药,咪唑类大多用于浅表部位的真菌感染。

临床常用广谱抗病毒药为利巴韦林;抗人类免疫缺陷病毒的代表药有齐多夫定、奈韦拉平、利托那韦等;抗单纯疱疹病毒药的首选药为阿昔洛韦;抗流感病毒代表药有奥司他韦、金刚烷胺,其中奥司他韦也是目前抗禽流感病毒和甲型 H1N1 流感病毒最有效的药物;抗肝炎病毒药主要为干扰素、阿德福韦等。

【测试练习】

一、填空题

1. 只作用于深部真菌的药物是_____、_____等。
2. 制霉菌素的抗菌谱与_____相似。但由于_____大,临床只用于_____、_____等念珠菌病的治疗。
3. 常用的三唑类抗真菌药有_____、_____等。
4. 两性霉素 B 能抑制真菌细胞膜_____的合成,导致膜的_____增加,细胞内重要物质外漏而引起真菌死亡。对人_____及_____等也有影响。
5. 能透过血脑屏障的抗真菌药有_____、_____等。
6. 只采用局部给药治疗浅部真菌感染的药物有_____、_____、_____等。
7. 主要用于疱疹病毒感染的药物有_____、_____、_____等。
8. 利巴韦林又叫_____,对 DNA 病毒及_____病毒皆有效,属_____谱抗病毒药。
9. 主要用于抗艾滋病毒的药物有_____、_____等,_____是第一个用于抗艾滋病病毒的药物。
10. 治疗乙型肝炎常选用_____、_____等。

162

二、单项选择题

1. 易透过血脑屏障的药物是
   A. 咪康唑　　　　　　　　B. 氟康唑　　　　　　　　C. 克霉唑
   D. 酮康唑　　　　　　　　E. 制霉菌素

2. 抗深部真菌感染应首选
   A. 咪康唑　　　　　　　　B. 克霉唑　　　　　　　　C. 制霉菌素
   D. 特比萘芬　　　　　　　E. 两性霉素 B

3. 局部给药治疗口腔、皮肤、阴道等部位念珠菌病的药物是
   A. 氟胞嘧啶　　　　　　　B. 四环素　　　　　　　　C. 特比萘芬
   D. 红霉素　　　　　　　　E. 制霉菌素

4. 两性霉素 B 抗真菌的作用机制是
   A. 抑制真菌细胞膜的合成
   B. 与真菌细胞膜中的麦角固醇结合,改变膜的通透性
   C. 抑制菌体蛋白质合成
   D. 抑制菌体 DNA 的合成
   E. 干扰真菌有丝分裂

5. 对浅部真菌感染无效的药物是
   A. 克霉唑　　　　　　　　B. 咪康唑　　　　　　　　C. 氟康唑
   D. 氟胞嘧啶　　　　　　　E. 酮康唑

6. 碘苷主要治疗
   A. 疱疹性角膜炎　　　　　B. 乙型肝炎　　　　　　　C. 甲型肝炎
   D. 病毒性脑膜炎　　　　　E. 甲型流感

7. 对甲型流感病毒抑制作用最明显的药物是
   A. 碘苷　　　　　　　　　B. 金刚烷胺　　　　　　　C. 干扰素
   D. 阿德福韦　　　　　　　E. 齐多夫定

8. 抗甲型 H1N1 流感最有效的药物是
   A. 阿昔洛韦　　　　　　　B. 金刚烷胺　　　　　　　C. 干扰素
   D. 奥司他韦　　　　　　　E. 齐多夫定

9. 具有免疫增强作用,可用于乙肝治疗的药物是
   A. 金刚烷胺　　　　　　　B. 利巴韦林　　　　　　　C. 干扰素
   D. 碘苷　　　　　　　　　E. 氟胞嘧啶

10. 治疗艾滋病可选用的药物是
    A. 阿昔洛韦　　　　　　　B. 伐昔洛韦　　　　　　　C. 阿糖腺苷
    D. 齐多夫定　　　　　　　E. 奥司他韦

11. 患者,女,50 岁。真菌性阴道炎,局部使用的药物首选
    A. 咪康唑　　　　　　　　B. 氟康唑　　　　　　　　C. 制霉菌素
    D. 特比萘芬　　　　　　　E. 两性霉素 B

(12～13 题共用题干)

患者,女,6 岁。发热伴双腮肿痛 2 天入院。有同类病接触史。诊断为"流行性腮腺炎"。

12. 抗病毒治疗药物应选用
    A. 碘苷
    B. 利巴韦林
    C. 奥司他韦
    D. 更昔洛韦
    E. 阿德福韦

13. 以下处理，错误的是
    A. 用阿司匹林降温
    B. 用对乙酰氨基酚降温
    C. 注意卧床休息
    D. 多饮水
    E. 物理降温

三、问答题

常用唑类抗真菌药有哪些？各有什么特点？

四、案例分析

患者，男，53 岁。右季肋区烧灼样疼痛 4 天，加重两天，且相应皮肤出现成簇水疱。查体：体温 36.8℃，脉搏 70 次/分，呼吸 20 次/分，血压 122/66mmHg。右季肋区可见自腰背部沿肋间神经至上腹部呈带状分布的疱疹，未超过正中线，疱疹无糜烂、结痂。诊断为带状疱疹。用药过程：阿昔洛韦 0.2/次，每 4 小时一次，连用 10 天；阿昔洛韦乳剂局部涂抹。

请问本治疗方案是否合理？

【参考答案】

一、填空题

1. 两性霉素 B；氟胞嘧啶
2. 两性霉素 B；毒性大；皮肤；黏膜
3. 氟康唑；伊曲康唑
4. 麦角固醇；通透性；红细胞膜；肾小管上皮细胞膜
5. 氟胞嘧啶；氟康唑
6. 咪康唑；克霉唑；制霉菌素
7. 碘苷；阿昔洛韦；阿糖腺苷；更昔洛韦
8. 病毒唑；RNA；广
9. 拉米夫定；齐多夫定；齐多夫定
10. 干扰素；拉米夫定

二、单项选择题

1. B；2. E；3. E；4. B；5. D；6. A；7. B；8. D；9. C；10. D；11. C；12. B；13. A

三、问答题

包括克霉唑、咪康唑、酮康唑、氟康唑、伊曲康唑等。克霉唑口服吸收差，不良反应多，仅用于浅部真菌病或皮肤黏膜的念珠菌病的治疗；咪康唑口服难吸收，静脉给药不良反应较多，一般局部给药治疗皮肤、黏膜的真菌感染；酮康唑口服易吸收，但胃酸缺乏能妨碍其吸收，不易透过血脑屏障，口服治疗浅部及深部真菌感染，有肝毒性、过敏反应、性激素代谢紊乱等不良反应；氟康唑口服易吸收，易通过血脑屏障，具有广谱高效的特点，主要用于念珠菌病及隐球菌病的治疗；伊曲康唑口服易吸收，难通过血脑屏障，可用于浅部及深部真菌病的治疗，不良反应较前几种药物少。

四、案例分析

合理。

阿昔洛韦是治疗水痘带状疱疹病毒感染的首选药,患者年龄大于 50 岁时,应全身用药。神经疼痛剧烈者可给解热镇痛药,并保持皮损处清洁,防止继发细菌感染。

（姚　伟）

第四十一章

抗寄生虫药

【学习要点】

抗疟药根据用途分为三类：①用于控制症状的抗疟药：代表药为氯喹、奎宁、青蒿素；②用于控制复发和传播的抗疟药：代表药为伯氨喹；③用于病因性预防的抗疟药：代表药为乙胺嘧啶。

甲硝唑为抗阿米巴病的代表药，同时也是滴虫病、蓝氏贾第鞭毛虫病的首选药，对厌氧菌感染也有治疗作用。

常用驱肠蠕虫药主要是驱肠线虫药及驱肠绦虫药，代表药物有甲苯达唑、阿苯达唑；抗血吸虫病药的代表药是吡喹酮；抗丝虫病的代表药为乙胺嗪。

【测试练习】

一、填空题

1. 氯喹可用于_____、_____等。

2. 甲硝唑是 _____、_____、_____ 的首选药。

3. 抗疟药分为_____、_____、_____三类。

4. 乙胺嗪主要用于_____病的治疗；吡喹酮可用于 _____及_____的治疗。

5. 主要控制症状的抗疟药有_____、_____、_____等。

6. 氯硝柳胺为驱_____药，乙酰胂胺为杀灭_____药。

7. 能驱肠线虫的药物有_____、_____、_____、_____等。

8. 治疗阿米巴肝脓肿的药物有_____、_____、_____等。

9. 青蒿素代谢_____，有效血浓度维持时间_____，杀死_____不彻底，故治疗疟疾_____高，可与_____合用，降低_____。

10. 甲硝唑治疗阿米巴病时，在肠内浓度偏_____，对肠腔内_____及_____无杀灭作用。

二、单项选择题

1. 关于青蒿素的叙述，错误的是

    A. 易透过血脑屏障

    B. 口服吸收迅速

    C. 快速杀灭疟原虫红细胞内期滋养体及裂殖体

    D. 治疗疟疾复发率低

    E. 不良反应少

2. 氯喹的临床用途不包括

    A. 控制疟疾症状   B. 治疗阿米巴肝脓肿

    C. 治疗类风湿关节炎   D. 驱肠道线虫

    E. 治疗系统性红斑狼疮

3. 控制疟疾症状的首选药是

    A. 奎宁   B. 伯氨喹   C. 氯喹

    D. 乙胺嘧啶   E. 青蒿素

4. 在进入疟疾疫区前用作病因性预防的药物是

    A. 奎宁   B. 伯氨喹   C. 氯喹

    D. 青蒿素 + 伯氨喹   E. 乙胺嘧啶

5. 与磺胺类药合用对疟原虫叶酸代谢产生双重阻断作用的是

    A. 乙胺嘧啶   B. 伯氨喹   C. 青蒿素

    D. 奎宁   E. 甲氟喹

6. 用于脑型疟疾的药物不包括

    A. 青蒿素   B. 青蒿醚   C. 奎宁

    D. 咯萘啶   E. 伯氨喹

7. 既能控制疟疾复发又能阻断疟疾传播的药物是

    A. 乙胺嘧啶   B. 伯氨喹   C. 磺胺类药

    D. 氯喹   E. 青蒿素

8. 既能控制症状,又可根治间日疟的最好药物组合是

    A. 乙胺嘧啶 + 伯氨喹   B. 伯氨喹

    C. 磺胺类药 + 乙胺嘧啶   D. 氯喹 + 伯氨喹

    E. 奎宁

9. 只对肠外阿米巴病有效的药物是

    A. 甲硝唑   B. 氯喹   C. 二氯尼特

    D. 喹碘方   E. 吡喹酮

10. 治疗阿米巴肝脓肿的首选药是

    A. 甲硝唑   B. 氯喹   C. 奎宁

    D. 喹碘方   E. 依米丁

11. 不使用甲硝唑治疗的疾病是

    A. 阴道毛滴虫病   B. 阿米巴肝脓肿   C. 厌氧菌感染

    D. 贾第鞭毛虫病   E. 蛲虫病

12. 目前杀阿米巴包囊最有效的药物是

    A. 甲硝唑   B. 乙酰胂胺   C. 二氯尼特

    D. 喹碘方   E. 依米丁

13. 治疗阴道毛滴虫病的首选药是

    A. 甲硝唑   B. 乙酰胂胺   C. 氯喹

　　　D. 土霉素　　　　　　　　E. 依米丁

14. 治疗绦虫病的首选药是

　　　A. 哌嗪　　　　　　　　　B. 氯硝柳胺　　　　　　　C. 左旋咪唑
　　　D. 噻嘧啶　　　　　　　　E. 恩波吡维铵

15. 血吸虫病的首选药是

　　　A. 哌嗪　　　　　　　　　B. 吡喹酮　　　　　　　　C. 恩波吡维铵
　　　D. 乙胺嗪　　　　　　　　E. 阿苯达唑

16. 有免疫调节作用的驱虫药是

　　　A. 恩波吡维铵　　　　　　B. 噻嘧啶　　　　　　　　C. 左旋咪唑
　　　D. 阿苯达唑　　　　　　　E. 氯硝柳胺

17. 抗丝虫病药是

　　　A. 氯硝柳胺　　　　　　　B. 乙胺嗪　　　　　　　　C. 左旋咪唑
　　　D. 阿苯达唑　　　　　　　E. 吡喹酮

18. 主要作用于蛲虫的药物是

　　　A. 甲苯达唑　　　　　　　B. 阿苯达唑　　　　　　　C. 左旋咪唑
　　　D. 恩波吡维铵　　　　　　E. 吡喹酮

(19～20 题共用题干)

　　患者,女,29 岁,已婚。因外阴瘙痒、白带增多并呈泡沫状就诊,阴道分泌物直接镜检可见到毛滴虫。诊断为滴虫性阴道炎。

19. 治疗时首选的药物是

　　　A. 恩波吡维铵　　　　　　B. 阿苯达唑　　　　　　　C. 甲硝唑
　　　D. 甲苯达唑　　　　　　　E. 吡喹酮

20. 关于滴虫性阴道炎患者的叙述,错误的是

　　　A. 配偶应同时接受检查和治疗
　　　B. 保持外阴清洁
　　　C. 尽量避免与他人共用浴盆
　　　D. 自觉症状消失即可停用甲硝唑
　　　E. 保持阴部干爽,降低阴道毛滴虫生长的机会

三、问答题

1. 甲硝唑的临床用途有哪些?
2. 简述抗疟药的分类及代表药。

四、案例分析

　　患者,男,29 岁。5 天前出现不明原因的寒战、高热、头痛,体温达 40℃,持续 7 小时左右缓解。隔日再次发热,体温 39℃左右,持续 9 小时缓解,曾给予青霉素治疗。1 天前体温再次升高,伴恶心、呕吐,急诊入院。患者半月前从非洲安哥拉返回(建筑工人,劳务输出,在非洲工作期间未按要求服用青蒿素)。入院第 2 天疾控中心对患者血涂片镜检,确诊为间日疟。用药过程:氯喹加伯氨喹治疗。氯喹口服总剂量 1200mg,第 1 日 600mg 顿服,第 2、3 日各服 1 次,每次 300mg;伯氨喹口服总剂量 180mg,从服用氯喹第 1 日起,同时服用伯氨喹,一日 1 次,一次 22.5mg,连服 8 日。

　　请分析本治疗方案是否正确?

【参考答案】

一、填空题

1. 治疗疟疾;治疗阿米巴肝脓肿

2. 滴虫病;蓝氏贾第鞭毛虫病;肠内与肠外阿米巴病

3. 控制症状的抗疟药;病因性预防的抗疟药;防止复发及传播的抗疟药

4. 丝虫病;吸虫病;绦虫病

5. 氯喹;奎宁;青蒿素

6. 绦虫;滴虫

7. 阿苯达唑;甲苯咪唑;噻嘧啶;左旋咪唑

8. 氯喹;甲硝唑;依米丁

9. 快;短;疟原虫;复发率;伯氨喹;复发率

10. 低;小滋养体;包囊

二、单项选择题

1. D;2. D;3. C;4. E;5. A;6. E;7. B;8. D;9. B;10. A;11. E;12. C;13. A;14. B;15. B;16. C;17. B;18. D;19. C;20. D

三、问答题

1. 治疗肠内、肠外阿米巴病;治疗滴虫病;治疗蓝氏贾第鞭毛虫病,也可用于厌氧菌感染的治疗。前三种疾病皆作为首选药。

2. 抗疟药的分类及代表药分别是主要用于控制症状的药物,如氯喹、奎宁、青蒿素;主要用于控制复发与传播的药物,如伯氨喹;主要用于病因性预防的药物,如乙胺嘧啶。

四、案例分析

正确。

原中华人民共和国卫生部《抗疟药使用原则和用药方案(修订稿)》(卫办疾控发〔2009〕106号)中指出:治疗间日疟的药物首选氯喹、伯氨喹,无效时可选以青蒿素类药物为基础的复方或联合用药的口服剂型进行治疗。治疗方案为氯喹加伯氨喹:氯喹口服总剂量1200mg,第1日600mg顿服,或分2次服,每次300mg,第2、3日各服1次,每次300mg;伯氨喹口服总剂量180mg,从服用氯喹的第1日起,同时服用伯氨喹,每日1次,每次22.5mg,连服8日。此疗方案也可用于卵形疟和三日疟的治疗。

(姚　伟)

第四十二章

抗恶性肿瘤药

【学习要点】

目前临床常用的抗恶性肿瘤药绝大部分属于直接杀伤肿瘤细胞的细胞毒类药物,其种类繁多,临床应用各异,不良反应多见且严重,应注意防治。

本章重点掌握常用抗恶性肿瘤药的临床应用。其中,甲氨蝶呤主要用于儿童急性白血病;氟尿嘧啶主要对消化道癌及乳腺癌疗效好;巯嘌呤主要用于儿童急性淋巴细胞性白血病和绒毛膜上皮癌;羟基脲主要用于慢性粒性细胞白血病;阿糖胞苷主要用于成人急性粒细胞性白血病或单核细胞性白血病;长春碱主要用于急性白血病、恶性淋巴瘤及绒毛膜上皮癌;长春新碱对儿童急性淋巴细胞性白血病疗效好;环磷酰胺对恶性淋巴瘤疗效好;白消安对慢性粒细胞性白血病疗效显著;塞替派主要用于乳腺癌、卵巢癌、膀胱癌及恶性黑色素瘤等;表柔比星主要用于乳腺癌、膀胱癌、恶性淋巴瘤、急性白血病、卵巢癌、子宫内膜癌、头颈部癌等;紫杉醇对卵巢癌和乳腺癌有独特的疗效;铂类抗肿瘤药物的抗瘤谱广。

【测试练习】

一、名称解释

1. 细胞周期特异性药物
2. 细胞周期非特异性药物
3. 生长比率

二、填空题

1. 抗肿瘤药物根据其作用机制,可分为 _____、_____、_____、_____和_____五类。

2. 抗肿瘤药物按其化学结构和来源,可分为 _____、_____、_____、_____、_____和_____六类。

3. 细胞增殖周期可分为四期:_____、_____、_____和_____。

4. 甲氨蝶呤作用于肿瘤细胞的_____期;巯嘌呤作用于_____期;长春碱作用于_____期。

5. 甲氨蝶呤的抗肿瘤机制是 _____,临床主要用于治疗_____;巯嘌呤的抗肿瘤机制是_____,临床主要用于治疗_____。

6. 常用的细胞周期特异性药物中,作用于 S 期的有 _____、_____、_____、_____,作用于 M 期的有_____、_____。

7. 部分抗恶性肿瘤药物具有其特有的不良反应,如多柔比星、顺铂等可引起_____;甲氨蝶呤、博来霉素等可引起_____;长春碱类可引起_____;顺铂可引起_____等。

三、单项选择题

1. 根据细胞增殖动力学的研究,肿瘤复发的根源是
   A. G_1 期
   B. S 期
   C. G_2 期
   D. M 期
   E. G_0 期

2. 下列属于周期非特异性抗恶性肿瘤药的是
   A. 氟尿嘧啶
   B. 甲氨蝶呤
   C. 巯嘌呤
   D. 塞替派
   E. 长春碱

3. 下列不属于抗代谢药的是
   A. 环磷酰胺
   B. 阿糖胞苷
   C. 氟尿嘧啶
   D. 巯嘌呤
   E. 甲氨蝶呤

4. 下列抗恶性肿瘤药中,主要通过干扰核酸生物合成发挥作用的是
   A. 喜树碱类
   B. 烷化剂
   C. 抗肿瘤抗生素
   D. 抗代谢药
   E. 亚硝脲类

5. 下列抗恶性肿瘤药中,主要作用于 M 期的是
   A. 甲氨蝶呤
   B. 长春新碱
   C. 氟尿嘧啶
   D. 环磷酰胺
   E. 巯嘌呤

6. 体外无药理活性的烷化剂是
   A. 氮芥
   B. 环磷酰胺
   C. 塞替派
   D. 白消安
   E. 羟基脲

7. 白消安的最佳适应证是
   A. 慢性淋巴细胞性白血病
   B. 慢性粒细胞性白血病急性变
   C. 多发性骨髓瘤
   D. 急性粒细胞性白血病
   E. 慢性粒细胞性白血病

8. 甲氨蝶呤的作用机制是
   A. 抑制脱氧胸苷酸合成酶
   B. 竞争二氢叶酸合成酶
   C. 抑制二氢叶酸还原酶
   D. 直接阻止 DNA 复制
   E. 阻碍 RNA 多聚酶的功能

9. 下列属于烷化剂的是
   A. 氟尿嘧啶
   B. 甲氨蝶呤
   C. 巯嘌呤
   D. 喜树碱
   E. 塞替派

10. 对消化道癌肿有显著疗效的药物是
    A. 环磷酰胺
    B. 塞替派
    C. 白消安
    D. 氟尿嘧啶
    E. 放线菌素 D

11. 对肾和膀胱有一定的刺激性,常引起膀胱炎的是

  A. 白消安　 B. 阿糖胞苷　 C. 环磷酰胺

  D. 氮芥　 E. 长春新碱

12. 环磷酰胺的抗肿瘤作用机制是

  A. 阻止 DNA 合成　 B. 影响 DNA 的结构和功能

  C. 干扰转录过程和阻止 RNA 合成　 D. 干扰蛋白合成和功能

  E. 影响激素平衡

13. 放线菌素 D 的抗瘤作用机制是

  A. 阻止 DNA 合成　 B. 影响蛋白合成　 C. 阻止 RNA 合成

  D. 抑制 DNA 多聚酶　 E. 破坏 DNA 的结构和功能

14. 环磷酰胺对下列恶性肿瘤疗效最佳的是

  A. 淋巴肉瘤　 B. 原发性脑瘤　 C. 黑色素瘤

  D. 膀胱癌　 E. 宫颈癌

15 关于柔红霉素的叙述,错误的是

  A. 为蒽环类抗生素

  B. 主要干扰转录和阻止 RNA 合成

  C. 主用于对其他药物耐药的急淋白血病和粒细胞白血病

  D. 主要引起骨髓抑制和胃肠道反应

  E. 心脏毒性小

16. 通过抑制二氢叶酸还原酶而抗恶性肿瘤的是

  A. 乙胺嘧啶　 B. 氟尿嘧啶　 C. 甲氧苄啶

  D. 甲氨蝶呤　 E. 阿糖胞苷

17. 不是通过抑制叶酸代谢而发挥作用的药物是

  A. 甲氧苄啶　 B. 氟尿嘧啶　 C. 甲氨蝶呤

  D. 乙胺嘧啶　 E. 磺胺药

18. 主要作用于 S 期的药物是

  A. 抗代谢药　 B. 烷化剂　 C. 抗癌抗生素

  D. 长春碱类　 E. 激素类

19. 恶性肿瘤化疗后易复发的原因是

  A. G_0 期细胞对化疗不敏感　 B. G_1 期细胞对化疗不敏感

  C. G_2 期细胞对化疗不敏感　 D. S 期细胞对化疗不敏感

  E. M 期细胞对化疗不敏感

(20~21 题共用题干)

患者,女,35 岁。发现盆腔肿块 1 个多月,行子宫全切 + 双附件 + 大网膜切 + 阑尾切除 + 盆腔、腹主动脉旁淋巴结清扫术,术后病理示:双卵巢低分化黏液性腺癌,淋巴结无转移。诊断:卵巢癌。

20. 该患者的术后化疗可选用

  A. 伊立替康　 B. 阿糖胞苷　 C. 长春地辛

  D. 培美曲塞　 E. 卡铂

21. 乳腺癌患者常用的化疗药物中,易出现过敏反应的是

  A. 多柔比星　 B. 紫杉醇　 C. 顺铂

　　D. 环磷酰胺　　　　　　E. 氟尿嘧啶

四、问答题

1. 根据细胞增殖周期特点，说明生长比率低的肿瘤的治疗原则。

2. 大剂量间歇疗法的优点是什么？

五、案例分析

　　患者，男，41 岁。因"腹痛、腹胀 2 个月，结肠癌根治术后 1 个月"入院。体检：体温 36.5℃，脉搏 72 次/分，血压 120/80mmHg。ECOG 评分 0 分。腹部平坦，无腹壁静脉曲张，腹部正中可见一长约 20cm 的术痕，右下腹可见一引流管术痕，愈合良好。腹肌软，腹部术痕、左下腹轻压痛，无反跳痛，未触及肝、脾、肾及其他肿块，肝、肾区无叩痛，无移动性浊音，肠鸣音正常。诊断：结肠癌 pT4aN$_1$M$_0$ⅢB 期 低分化腺癌。医嘱：FOLFOX 4 方案：奥沙利铂 165mg + 亚叶酸钙 380mg + 氟尿嘧啶 760mg，同时辅以奥美拉唑 60mg 静脉滴注和托烷司琼 5mg 静脉滴注进行对症支持治疗。

　　请问 FOLFOX 4 方案中奥沙利铂和氟尿嘧啶的作用机制及不良反应是什么？奥美拉唑和托烷司琼的作用是什么？

【参考答案】

一、名称解释

1. 对增殖周期各期细胞均有杀伤作用，对非增殖周期细胞群的作用较弱或几乎无作用的抗恶性肿瘤药。

2. 仅对某一增殖周期细胞有杀伤作用的抗恶性肿瘤药。

3. 肿瘤增殖细胞群与全部肿瘤细胞群之比。

二、填空题

1. 干扰核酸合成药；影响 DNA 结构和功能的药物；干扰转录过程阻止 RNA 合成的药物；干扰蛋白质合成的药物；影响体内激素平衡药

2. 烷化剂；抗代谢药；抗肿瘤抗生素；抗肿瘤植物药；抗肿瘤激素类药；其他类抗肿瘤药

3. DNA 合成前期（G$_1$ 期）；DNA 合成期（S 期）；DNA 合成后期（G$_2$ 期）；有丝分裂期（M 期）

4. S；S；M

5. 阻碍二氢叶酸还原成四氢叶酸，使 DNA 合成受阻，抑制肿瘤细胞增殖；儿童急性白血病；竞争性抑制肌苷酸转变为腺苷酸和鸟苷酸，干扰嘌呤代谢、阻碍核酸合成；儿童急性淋巴细胞性白血病

6. 甲氨蝶呤；巯嘌呤；氟尿嘧啶；阿糖胞苷；长春碱；长春新碱

7. 心脏毒性；肺纤维化；周围神经炎；耳毒性

三、单项选择题

1. E；2. D；3. A；4. D；5. B；6. B；7. E；8. C；9. E；10. D；11. C；12. B；13. C；14. A；15. E；16. D；17. B；18. A；19. A；20. E；21. B

四、问答题

1. 对生长比率低的肿瘤，其 G$_0$ 期细胞较多，可先用细胞周期非特异性药物，杀灭增殖期及部分 G$_0$ 期细胞，使瘤体缩小而驱动 G$_0$ 期细胞进入增殖周期，再用细胞周期特异性药物

杀灭。

2. 大剂量间歇疗法的优点是：①一次大剂量用药所杀死的癌细胞远远大于该量分次所能杀死的癌细胞之和；②一次大剂量给药能较多地杀死增殖期细胞，诱导 G_0 期细胞进入增殖期，增加肿瘤细胞对抗癌药物的敏感性；③间歇用药有利于造血系统等正常组织的修复与补充，有利于提高机体的抗癌能力及减少耐药性。

五、案例分析

奥沙利铂的作用机制类似于顺铂，主要与 DNA 碱基对形成交叉联结，破坏 DNA 的结构和功能，抑制细胞分裂增殖，属于周期非特异性药。不良反应主要有骨髓抑制、腹泻、恶心、呕吐、感觉迟钝、感觉异常等。

氟尿嘧啶是尿嘧啶的衍生物，在体内转变为氟尿嘧啶脱氧核苷酸，抑制脱氧胸苷酸合成酶，阻止脱氧尿苷酸甲基化转变为脱氧胸苷酸，影响 S 期 DNA 的合成代谢。也可以伪代谢物形式掺入 RNA 中，阻碍 RNA 和蛋白质合成，对 G_1、G_2 期细胞也有作用。不良反应主要有胃肠道反应，重者出现血性腹泻，应立即停药；也可出现骨髓抑制、共济失调、脱发等反应，偶见肝、肾损害。

奥美拉唑主要用于保护胃黏膜，托烷司琼主要用于抑制化疗引起的恶心、呕吐。

（韩志武）

第四十三章

调节免疫功能药

【学习要点】

调节免疫功能的药物又分为免疫增强剂和免疫抑制剂两类。免疫增强剂可通过不同方式来达到增强机体免疫力的作用,临床上常用于治疗与免疫功能低下有关的疾病及免疫缺陷病,常用药物有卡介苗、胸腺素、转移因子、左旋咪唑、干扰素、白细胞介素-2。免疫抑制剂是对机体的免疫反应具有抑制作用的药物,主要用于器官移植抗排斥反应和自身免疫病如类风湿关节炎、红斑狼疮、肾小球肾炎、自身免疫性溶血性贫血等,常用药物有糖皮质激素类(如可的松和泼尼松)、微生物代谢产物(如环孢素等)、抗代谢药(如硫唑嘌呤和巯嘌呤等)、多克隆和单克隆抗淋巴细胞抗体(如抗淋巴细胞球蛋白等)和烷化剂(如环磷酰胺等)。

【测试练习】

一、名称解释
1. 免疫抑制剂   2. 免疫增强剂

二、填空题
1. 免疫抑制剂临床主要用于_____和_____,由于对正常免疫反应也有_____作用。长期用药,还易出现机体的抵抗力_____而诱发感染。
2. 免疫增强剂临床主要用于_____、_____和_____。

三、单项选择题
1. 环孢素作用于
    A. B 细胞   B. T 细胞   C. 巨噬细胞
    D. 补体细胞   E. NK 细胞
2. 具有免疫增强作用的药物是
    A. 泼尼松   B. 甲硝唑   C. 阿苯达唑
    D. 甲苯咪唑   E. 左旋咪唑
3. 对免疫过程的多个环节有抑制作用的药物是
    A. 环孢素   B. 环磷酰胺   C. 泼尼松
    D. 硫唑嘌呤   E. 抗淋巴细胞球蛋白
4. 具有抗病毒作用的免疫增强剂是

   A. 卡介苗　　　　　　　　B. 左旋咪唑　　　　　　　　C. 干扰素

   D. 白细胞介素-2　　　　　　E. 转移因子

5. 下列不属于免疫抑制药的是

   A. 硫唑嘌呤　　　　　　　　B. 泼尼松　　　　　　　　　C. 左旋咪唑

   D. 环磷酰胺　　　　　　　　E. 他克莫司

6. 左旋咪唑可用于治疗

   A. 丝虫病　　　　　　　　　B. 肾衰竭　　　　　　　　　C. 帕金森病

   D. 免疫缺陷病　　　　　　　E. 冠心病

7. 既可用于免疫功能低下者恢复免疫功能，又可使自身免疫性疾病的症状得到改善的药物是

   A. 泼尼松　　　　　　　　　B. 他克莫司　　　　　　　　C. 硫唑嘌呤

   D. 左旋咪唑　　　　　　　　E. 卡介苗

8. 卡介苗常见的不良反应是

   A. 恶心、呕吐

   B. 心律失常

   C. 肝、肾损害

   D. 注射局部出现红斑、硬结或溃疡

   E. 白细胞减少

9. 临床常用的免疫抑制剂不包括

   A. 环孢素　　　　　　　　　B. 白细胞介素-2　　　　　　C. 抗淋巴细胞球蛋白

   D. 泼尼松　　　　　　　　　E. 硫唑嘌呤

10. 某急性淋巴细胞性白血病患者做骨髓移植，手术后出现皮疹、腹泻、胆红素升高等排斥反应，为防止此种情况的发生，可预防性应用的药物是

   A. 环孢素　　　　　　　　　B. 左旋咪唑　　　　　　　　C. 白细胞介素-2

   D. 干扰素　　　　　　　　　E. 胸腺素

11. 患者，男，30岁。计划进行角膜移植手术。为防止移植后的排斥反应，应选用

   A. 干扰素　　　　　　　　　B. 转移因子　　　　　　　　C. 左旋咪唑

   D. 环孢素　　　　　　　　　E. 胸腺素

（12~13题共用题干）

患者，女，20岁。在应用免疫增强剂白细胞介素-2时，发生发热、寒战、肌肉及关节疼痛等症状。

12. 该患者发生的反应属于

   A. 金鸡纳反应　　　　　　　B. "流感"样症状　　　　　　C. 赫氏反应

   D. 瑞夷综合征　　　　　　　E. 特异质反应

13. 白细胞介素-2在临床主要用于

   A. 恶性肿瘤的生物治疗　　　B. 器官移植后的排斥反应　　C. 自身免疫性疾病

   D. 蛔虫病　　　　　　　　　E. 结核病

（14~15题共用题干）

患者，女，患有尿毒症，采取肾移植手术，但手术后出现皮疹、腹泻、胆红素升高等排斥反应。

14. 为防止此种情况的发生,可预防性应用的药物是
    A. 环孢素   B. 左旋咪唑   C. 白细胞介素-2
    D. 干扰素   E. 胸腺素
15. 该药作用于
    A. B 细胞   B. T 细胞   C. 巨噬细胞
    D. 补体细胞   E. NK 细胞

四、问答题

1. 简述常用的免疫抑制药及其应用。
2. 简述干扰素的作用、临床应用。

【参考答案】

一、名称解释

1. 能抑制有关免疫细胞的增殖和功能,降低机体免疫反应的药物。
2. 单独或与抗原同时使用时增强机体免疫应答反应的药物。

二、填空题

1. 自身免疫性疾病;防治器官移植后的排斥反应;抑制;降低
2. 免疫缺陷病;慢性感染;恶性肿瘤

三、单项选择题

1. B;2. E;3. C;4. C;5. C;6. D;7. D;8. D;9. B;10. A;11. D;12. B;13. A;14. A;15. B

四、问答题

1. 免疫抑制药有环孢素、肾上腺皮质激素、烷化剂、抗代谢药、抗淋巴细胞球蛋白。免疫抑制药主要用于器官移植时的排异反应和自身免疫性疾病等。

2. 干扰素除抗病毒作用外,还具有抗肿瘤和免疫调节作用。小剂量对细胞免疫和体液免疫都有增强作用,大剂量则产生抑制作用。临床上对成骨肉瘤患者的疗效较好,对肾细胞癌、黑色素瘤、乳腺癌有效,而对肺癌、胃肠道癌及某些淋巴瘤无效。

(丁召兴)

第四十四章

解 毒 药

【学习要点】

课前复习胆碱酯酶抑制药的作用有助于对有机磷中毒解救药内容的理解和掌握。有机磷酸酯类属于难逆性胆碱酯酶抑制药,过量中毒可引起 M 样、N 样和中枢症状,常用 M 受体阻断药阿托品和胆碱酯酶复活药解救。

铜、铅、锑、汞、铬、银、砷、锑、铋、磷等金属和类金属中毒常用的解毒药大多是络合剂,均能给出电子,并较易与金属离子络合成为可溶的、无毒或低毒的化合物经尿排出。

氰化物中毒的解救必须联合应用高铁血红蛋白形成剂和供硫剂。

灭鼠药中毒的解救因种类不同而不同。目前临床常用的灭鼠药为抗凝血类灭鼠药,特效解毒药为维生素 K_1。磷化锌口服中毒者应立即催吐、洗胃。毒鼠磷中毒解救基本上与有机磷酸酯类农药中毒相同。有机氟灭鼠药、毒鼠强、亚砷酸、安妥、灭鼠优均是国家禁止使用的灭鼠药,中毒现象少见。

蛇毒中毒解毒药有抗蛇毒血清及由中草药配制而成的抗蛇毒药两类。

【测试练习】

一、名称解释

1. 阿托品化　　　　　　　　　　　　　　　2. 胆碱酯酶的"老化"

二、填空题

1. 有机磷酸酯类轻度中毒可出现＿＿＿＿＿＿样症状;中度中毒出现＿＿＿＿＿＿样和＿＿＿＿＿＿样症状;重度中毒还可出现＿＿＿＿＿＿症状。

2. 大剂量亚甲蓝可使体内血红蛋白转变成＿＿＿＿＿＿,小剂量亚甲蓝可使＿＿＿＿＿＿转变成＿＿＿＿＿＿,因此,氰化物中毒解救若使用亚甲蓝,宜用＿＿＿＿＿＿剂量。

3. 抢救有机磷酸酯类中毒的特效药为＿＿＿＿＿＿和＿＿＿＿＿＿。

4. 对酒石酸锑钾中毒效果明显的解毒药是＿＿＿＿＿＿;二巯丙磺酸钠是治疗＿＿＿＿＿＿、＿＿＿＿＿＿中毒的首选药;去铁胺是特效的＿＿＿＿＿＿络合剂。

5. 青霉胺为＿＿＿＿＿＿的水解产物,与＿＿＿＿＿＿有交叉过敏反应,故用前必须做皮肤过敏试验;青霉胺是治疗＿＿＿＿＿＿的首选药。

6. 氰化物的中毒机制是其进入体内释放出＿＿＿＿＿＿,与机体内的＿＿＿＿＿＿结合形成＿＿＿＿＿＿,使该酶失去传递＿＿＿＿＿＿的能力,使呼吸链中断,引起细胞内室息出现中毒症状,严重者迅速死亡。氰化物中毒的解救必须联合应用_____和_____。

三、单项选择题

1. 有机磷酸酯类中毒可出现
   A. 瞳孔扩大 B. 皮肤干燥 C. 小便失禁
   D. 骨骼肌松弛 E. 胃肠平滑肌抑制

2. 氯解磷定解救有机磷酸酯类中毒的机制是
   A. 阻断 M 受体 B. 使胆碱酯酶复活
   C. 阻断 N 受体 D. 减少 ACh 的合成
   E. 阻断 M 及 N 受体

3. 关于口服敌敌畏中毒患者治疗的叙述,错误的是
   A. 抽出胃液和毒物、洗胃 B. 立即将患者移出有毒场所
   C. 使用抗胆碱酯酶药 D. 使用氯解磷定
   E. 及早、足量、反复注射阿托品

4. 汞中毒的首选药是
   A. 依地酸钙钠 B. 青霉胺 C. 二巯丙磺酸钠
   D. 二巯丁二钠 E. 硫代硫酸钠

5. 属于氧化-还原剂的是
   A. 氯解磷定 B. 硫代硫酸钠 C. 依地酸钙钠
   D. 乙酰胺 E. 亚甲蓝

6. 患者,女,27 岁,有机磷酸酯类中毒。在药物治疗过程中,患者出现瞳孔散大、全身皮肤干燥、颜面潮红、心率加快,以后应采取的措施是
   A. 立即停用阿托品 B. 加大阿托品用量
   C. 停用氯解磷定 D. 阿托品逐渐减量至停药
   E. 加大氯解磷定用量

7. 解救亚硝酸钠导致的高铁血红蛋白症可选用
   A. 大剂量亚甲蓝 B. 小剂量亚甲蓝
   C. 硫代硫酸钠 D. 青霉胺
   E. 二巯丙磺酸钠

8. 关于氯解磷定的叙述,错误的是
   A. 用药要早 B. 剂量要足
   C. 不可重复使用 D. 禁与碱性药物配伍
   E. 对乐果中毒基本无效

9. 主要用于治疗遗传性铜代谢障碍性疾病的药物是
   A. 亚硝酸钠 B. 青霉胺 C. 二巯丁二钠
   D. 依地酸钙钠 E. 乙酰胺

10. 下列药物中,可以使胆碱酯酶恢复活性的是
    A. 亚甲蓝 B. 乙酰胺 C. 氯解磷定
    D. 阿托品 E. 二巯丙磺酸钠

11. 在解救氰化物中毒中,可作为供硫剂是

  A. 二巯丙磺酸   B. 硫代硫酸钠   C. 去铁胺

  D. 青霉胺   E. 亚甲蓝

12. 常用的重金属和类金属解毒药二巯丁二钠、二巯丙磺酸钠、青霉胺的活性基团为

  A. 羟基   B. 羧基   C. 巯基

  D. 羰基   E. 甲基

(13~15 题共用题干)

患者,男,34 岁。服用敌敌畏 1 小时后出现恶心、呕吐、流涎、瞳孔缩小等症状。

13. 该患者出现的恶心、呕吐、流涎等症状属于

  A. 中枢症状   B. N 样症状   C. M 样症状

  D. 迟发性神经损害   E. 胃肠道反应

14. 对该患者的治疗过程中,可使用的特效解毒药是

  A. 氯解磷定   B. 维生素 K_1 C. 青霉胺

  D. 亚甲蓝   E. 硫代硫酸钠

15. 该患者在使用某种药物进行治疗的过程中,出现瞳孔较前扩大、颜面潮红、腺体分泌减少、肺部湿性啰音显著减少或消失、有轻度躁动不安等症状。这些指征表明该患者

  A. 阿托品用药不足   B. 达到阿托品化   C. 氯解磷定用药不足

  D. 达到氯解磷定化   E. 中毒症状未控制

四、问答题

1. 抢救中、重度有机磷酸酯类中毒为何要合用阿托品和氯解磷定?

2. 抢救氰化物中毒时为什么须同时应用供硫剂?

五、案例分析

患者,女,26 岁。2 小时前服用敌百虫(美曲膦酯),呕吐数次。查体:血压 135/70mmHg,脉搏 65 次/分,恶心,呕吐,流涎,对光反应迟钝,双肺可闻湿啰音,心律齐,无杂音,皮肤潮湿。初步诊断:急性有机磷中毒。处置:洗胃,完善相关检查,如血常规、血清胆碱酯酶活性、电解质等。医嘱:阿托品注射液一次 2mg,静脉注射,直至阿托品化,之后使用维持量;氯解磷定一次 1200mg,肌内注射,每 30 分钟 1 次,共用 4 次,之后每 2 小时肌内注射 1 次,并根据胆碱酯酶活性调整用量。

请问以上用药是否合理?

【参考答案】

一、名称解释

1. 阿托品化的指征为瞳孔较前扩大、颜面潮红、腺体分泌减少、肺部湿性啰音显著减少或消失、有轻度躁动不安等。

2. 有机磷酸酯类与胆碱酯酶结合,形成磷酰化胆碱酯酶而失去活性,引起一系列胆碱能神经系统功能亢进的中毒症状。若不及时使用胆碱酯酶复活药,磷酰化胆碱酯酶则不容易被解离,胆碱酯酶难以复活,形成所谓"老化"现象。

二、填空题

1. M;M;N;中枢

2. 高铁血红蛋白;高铁血红蛋白;血红蛋白;大

3. 阿托品;胆碱酯酶复活药

4. 二巯丁二钠;汞、砷;铁

5. 青霉素;青霉素;肝豆状核变性病

6. 氰离子(CN⁻);细胞色素氧化酶;氰化细胞色素氧化酶;电子;高铁血红蛋白形成剂;供硫剂

三、单项选择题

1. C;2. B;3. C;4. C;5. E;6. D;7. B;8. C;9. B;10. C;11. B;12. C;13. C;14. A;15. B

四、问答题

1. 有机磷农药轻度中毒时,只表现 M 样症状,单用阿托品就能解除其中毒症状,所以可单用阿托品治疗。但中度中毒同时有 M 样和 N 样症状,重度中毒除 M、N 样症状外,还表现中枢神经系统症状。阿托品能迅速解除有机磷农药中毒时的 M 样症状,也能部分解除中枢神经系统的中毒症状,并对呼吸中枢有兴奋作用,但其无复活胆碱酯酶能力,对骨骼肌震颤无效。而氯解磷定能恢复胆碱酯酶的活性,可迅速解除骨骼肌震颤,但对 M 样症状及中枢神经系统症状几乎无作用。如果单用其中某一药物,都不能完全解除中、重度有机磷中毒的症状,为相互取长补短,必须同时合用阿托品及氯解磷定以彻底解除中、重度有机磷中毒的症状。

2. 氰化物中毒的解救关键在于迅速恢复细胞色素氧化酶的活性和加速氰化物转变为无毒或低毒的物质排出体外。高铁血红蛋白形成剂使部分血红蛋白氧化成高铁血红蛋白,高铁血红蛋白与 CN⁻有高度亲和力,能与游离的和已与细胞色素氧化酶结合的 CN⁻生成氰化高铁血红蛋白,从而使细胞色素氧化酶复活。但氰化高铁血红蛋白仍可逐渐解离出CN⁻,使中毒症状重现。所以,在应用高铁血红蛋白形成剂后,需给予供硫剂,在转硫酶的作用下,与游离的 CN⁻和氰化高铁血红蛋白解离出的 CN⁻结合,转变为无毒的硫氰酸盐(SCN⁻)从尿中排出,达到解毒目的。

五、案例分析

合理。

敌百虫为有机磷酸酯类农药,服用后与胆碱酯酶结合,形成磷酰化胆碱酯酶而失去活性,导致乙酰胆碱不能被水解而堆积,激动胆碱受体,引起一系列胆碱能神经系统功能亢进的中毒症状。若不及时使用胆碱酯酶复活药,磷酰化胆碱酯酶则不容易被解离,胆碱酯酶难以复活,形成酶的"老化"现象。因此,应及早、足量、反复给予阿托品,直至达到阿托品化,然后改用维持量。阿托品可阻断 M 受体,使乙酰胆碱不能与 M 受体结合,导致瞳孔括约肌和睫状肌松弛、腺体分泌减少、呼吸道及胃肠道平滑肌舒张、心脏兴奋性增强等,从而迅速解除 M 样症状;同时又能通过血脑屏障进入脑内消除部分中枢症状;对呼吸中枢的兴奋作用还可以对抗有机磷中毒引起的呼吸中枢抑制。同时,应尽早给予氯解磷定,首剂足量,重复应用,疗程延长至各种中毒症状消失、病情稳定 48 小时后停药。氯解磷定既可与磷酰化胆碱酯酶中的磷酰基结合使胆碱酯酶游离,恢复水解乙酰胆碱的活性;又可直接与游离的有机磷酸酯类结合,形成无毒的磷酰化氯解磷定由肾排出,阻止毒物继续抑制胆碱酯酶,从而迅速解除 N 样症状,消除肌束颤动。

（韩志武）

第四十五章

盐类及酸碱平衡调节药

【学习要点】

课前复习钠、钾、钙离子的生理作用有助于对盐类药物学习内容的理解和掌握。氯化钠可用于低钠综合征、低血容量性休克短暂维持血容量、低氯性代谢性碱中毒及洗眼、冲洗伤口等,也用于溶解和稀释药物。氯化钾主要用于低钾血症、强心苷中毒引起的阵发性心动过速、频发室性期前收缩等心律失常。钙盐可用于皮肤过敏性疾病(如荨麻疹、血管神经性水肿、血清病、接触性皮炎和湿疹等)、佝偻病或软骨病、手足搐搦症、硫酸镁过量引起中毒等。

纠正酸血症常用碳酸氢钠、乳酸钠和氨丁三醇;纠正碱血症常用氯化铵。

【测试练习】

一、填空题

1. 钾盐静脉注射过快可致_____、甚至_____而死亡,故滴注速度宜_____,且有_____才能补钾。

2. 在大量出血而有无法进行输血时,可输入_____以短暂维持血容量。

3. 钠盐输入过量可致_____和_____。

二、单项选择题

1. 可对抗氨基糖苷类抗生素引起的呼吸肌麻痹,并参与凝血过程的药物是

    A. 氯化铵   B. 葡萄糖酸钙   C. 氯化钾

    D. 氨丁三醇   E. 氯化钠

2. 患儿,男,2 岁。因饮食不佳伴有夜惊,且发育不良而入院。诊断为佝偻病,治疗药物应选用

    A. 氯化钾   B. 氯化铵   C. 葡萄糖酸钙

    D. 氨丁三醇   E. 氯化钠

3. 患儿,女,5 岁。因食用生冷致腹泻、呕吐两日,就诊时表现为虚弱、倦怠、表情淡漠等。治疗药物应选用

    A. 0.9%氯化钠注射液静脉滴注   B. 口服氯化钠溶液   C. 碳酸氢钠

    D. 氯化铵   E. 葡萄糖酸钙

4. 可碱化尿液,促进巴比妥类药物从体内排出的是

    A. 氯化铵   B. 氯化钾   C. 乳酸钠

   D. 碳酸氢钠   E. 葡萄糖酸钙

5. 下列不属于钙盐作用的是
  A. 抗过敏   B. 促进骨骼发育   C. 降低血压
  D. 维持神经肌肉的兴奋性 E. 对抗镁离子作用

6. 抢救镁盐中毒可选用
  A. 氯化钠   B. 氯化钾   C. 氯化钙
  D. 甘露醇   E. 葡萄糖溶液

7. 关于碳酸氢钠的叙述,错误的是
  A. 是治疗代谢性碱中毒的首选药
  B. 降低血钾
  C. 治疗消化性溃疡
  D. 增强氨基糖苷类抗生素治疗泌尿道感染的疗效
  E. 碱化尿液

8. 患者,男,48 岁。不能进食、反复呕吐 2 天,现主诉乏力、腹胀,心电图示 T 波低平、ST 段降低,诊断为
  A. 高钙血症   B. 高钾血症   C. 低钾血症
  D. 低钙血症   E. 酸中毒

9. 患者,男,32 岁。诊断为麻痹性肠梗阻,主诉恶心、呕吐、畏食、少尿但不口渴,查体眼窝凹陷、皮肤弹性降低,诊断为
  A. 低渗性缺水   B. 等渗性缺水   C. 高渗性缺水
  D. 酸中毒   E. 碱中毒

(10～11 题共用题干)

患者,男,48 岁。因急性肾衰竭收入院,患者主诉全身乏力、腹胀不适,查体心动过缓、心律不齐,血清钾 6mmol/L。

10. 对该患者的诊断为
  A. 低钾血症   B. 高钾血症   C. 低钠血症
  D. 低钙血症   E. 高钙血症

11. 该患者的心电图检查应为
  A. ST 段降低   B. 出现 U 波   C. T 波高尖
  D. QRS 波变窄   E. PR 间期缩短

(12～14 题共用题干)

患者,男,38 岁。完全性幽门梗阻,严重呕吐,导致代谢性碱中毒。

12. 该患者可能伴有
  A. 高钾血症   B. 低钾血症   C. 低钠血症
  D. 低钙血症   E. 高钙血症

13. 辅助检查示
  A. 血 pH >7.45   B. 血 pH <7.35   C. 血 K^+ 浓度上升
  D. 血 $PaCO_2$ 下降   E. 血 Cl^- 浓度上升

14. 补钾时应注意
  A. 立即补钾   B. 尿量 >20ml/h   C. 尿量 >30ml/h

D. 尿量 > 35ml/h   E. 尿量 > 40ml/h

三、问答题

1. 磺胺药、巴比妥类中毒为何需静脉滴注碳酸氢钠碱化尿液?

2. 应用葡萄糖注射液时有哪些注意事项?

【参考答案】

一、填空题

1. 心肌抑制;心脏停搏;慢;尿

2. 0.9% 氯化钠注射液

3. 组织水肿;高钠血症

二、单项选择题

1. B;2. C;3. A;4. D;5. C;6. C;7. A;8. C;9. B;10. B;11. C;12. B;13. A;14. E

三、问答题

1. 磺胺药及其乙酰化代谢产物可在尿中形成结晶,刺激和阻塞肾小管出现结晶尿、蛋白尿、管型尿,甚至血尿和肾功能损害,在碱性环境中其溶解度增高,可有效防治磺胺药对肾脏的刺激和损害。巴比妥类药物属于有机酸类药物,其中毒时可静脉滴注碳酸氢钠以碱化尿液,加速巴比妥类药物的解离,促进从体内排出,以解救其中毒。

2. 应用葡萄糖注射液时,原有心功能不全者、小儿、老人补液过多过快,可致心悸、心律失常,甚至急性左心衰竭,应注意减量或减慢给药速度。冬天用药,应先将安瓿加温至与体温相同,再缓慢注入静脉,避免刺激引起痉挛症状。高渗葡萄糖静脉注射时宜选用大静脉。

(丁召兴)

第四十六章

消毒防腐药

【学习要点】

本章的重点在于各类消毒防腐药的作用特点、临床应用及影响其作用发挥的若干因素；难点在于本章药物种类和药名繁多，作用及应用相似。学习本章应抓住每类药物的代表药物，重点围绕其抑菌或杀菌特点及临床应用，将同类药物与之比较，归纳各类药发挥作用的影响因素，从而能够正确选择药物。

【测试练习】

一、填空题

1. 乙醇的消毒作用与其浓度有密切关系，_____％浓度的乙醇溶液杀菌力最强，用于皮肤、体温计及手术器械消毒；_____％乙醇溶液用于涂搽局部受压皮肤用于防止压疮发生；_____％乙醇溶液用于高热患者皮肤涂搽可起到物理降温作用。

2. 下列情况对消毒防腐药的选择是：食品、药物防腐_____；配制药物中毒时的洗胃液_____；皮肤铜绿假单胞菌感染_____；饮水消毒_____；厌氧菌感染_____；固定生物标本_____。

二、单项选择题

1. 不影响消毒防腐药的因素是
　　A. 药液浓度　　　　　　　　B. 药液酸碱度　　　　　　　　C. 环境介质
　　D. 药物相互作用　　　　　　E. 药物脂溶性

2. 对多种细菌以及结核分枝杆菌、真菌、乙肝病毒等有杀灭作用，常用于口腔科器械、橡胶制品、塑料制品以及不能加热器械消毒的药物是
　　A. 苯氧乙醇　　　　　　　　B. 戊二醛　　　　　　　　　　C. 碘酊
　　D. 高锰酸钾　　　　　　　　E. 甲紫

3. 属阳离子型表面活性剂，具有广谱杀菌作用，在中性和弱酸性环境中抗菌作用更强且细菌不易产生耐药性的药物是
　　A. 氯己定　　　　　　　　　B. 依沙吖啶　　　　　　　　　C. 过氧乙酸
　　D. 苯氧乙醇　　　　　　　　E. 苯扎溴铵

4. 为强氧化剂，具有抑菌和杀菌作用，0.1％溶液常用于水果、食物、食具等消毒的药物是

  A. 过氧化氢   B. 含氯石灰   C. 过氧乙酸

  D. 高锰酸钾   E. 苯氧乙醇

 5. 属酸类,防腐作用较弱,刺激性小,常用于眼、口腔、膀胱、子宫等的冲洗;但婴儿应用过多仍可通过皮肤吸收发生中毒的药物是

  A. 过氧乙酸   B. 乳酸   C. 硼酸

  D. 安息香酸   E. 苯甲酸

 6. 与有机物接触,能迅速释放出氯发挥杀菌作用,可用于饮水、用具、厕所及患者分泌物和排泄物的消毒,对皮肤有刺激性,禁用于金属制品和有色织物的是

  A. 氯己定   B. 过氧化氢   C. 含氯石灰

  D. 碘仿   E. 高锰酸钾

(7~9 题共用题干)

 患者,男,28 岁。于菜市场与人发生口角后,被人用切菜刀连捅 3 刀,其中 1 刀切破脾脏,送至医院,拟行急诊手术。

 7. 该患者需马上行脾切除术,合适术野皮肤消毒的消毒剂是

  A. 醇类   B. 酚类   C. 氧化类

  D. 表面活化剂   E. 烷化剂

 8. 该患者伤口抗氧化剂使用过氧化氢,合适的浓度是

  A. 0.2%   B. 1%   C. 3%

  D. 5%   E. 10%

 9. 该患者为乙肝患者,术后器械消毒的合适消毒剂是

  A. 环氧乙烷   B. 戊二醇   C. 过氧乙酸

  D. 甲醛   E. 2.5%碘酒

三、问答题

用于手术器械消毒的常用消毒防腐药有哪些? 怎样防止锈蚀?

【参考答案】

一、填空题

1. 75;50;20% ~30

2. 苯甲酸(或乳酸);高锰酸钾;苯氧乙醇;含氯石灰(或漂白粉);过氧化氢(或双氧水);甲醛水溶液(或福尔马林)

二、单项选择题

1. E;2. B;3. A;4. D;5. C;6. C;7. A;8. C;9. B

三、问答题

手术器械消毒的常用消毒防腐药有甲酚、乙醇、甲醛、戊二醛、过氧乙酸、苯扎溴铵、氯己定等。为防止金属器械锈蚀,可加入少量 0.5% 亚硝酸银溶液。

(丁召兴)

第四十七章

维生素类及酶类制剂

【学习要点】

本章的重点内容是常见维生素的药理作用、临床应用、主要不良反应及过量使用后的危害;难点在于其药理作用环节涉及许多复杂的生化过程。对酶类制剂只需做一般了解。

【测试练习】

一、填空题

1. 维生素是一类维持机体正常代谢和生理功能必需的营养物质,人体每天从食物中就能获得所需要的各种维生素。当_____、_____或_____时,就会出现一系列因维生素缺乏导致的症状或疾病。

2. 目前已发现的维生素超过 60 种,广泛用于临床的有十几种,大多能人工合成,按其溶解性能分为_____维生素和_____维生素两类。

3. 维生素 B_1 作为辅酶,参与糖代谢中丙酮酸与 α-酮戊二酸的氧化脱羧反应,该反应是_____循环所必需的过程;同时能激活_____酶和抑制_____酯酶的活性。

4. 维生素 B_6 广泛参与谷氨酸、色氨酸、亚油酸分别转化为氨酪酸、5-羟色胺、烟酸及花生四烯酸的过程,这些物质分别参与_____、_____功能及_____其他代谢过程,具有重要的临床意义。

5. 维生素 D 严重缺乏时,在婴幼儿可引起_____,而成人则表现为_____。

6. 维生素 E 的抗氧化作用与药物_____、_____及_____作用有关。

二、单项选择题

1. 下列药物与左旋多巴合用,可影响其抗帕金森病作用的是
   A. 维生素 C   B. 维生素 B_1 C. 维生素 B_2
   D. 维生素 B_{12} E. 维生素 B_6

2. 能促使叶酸在体内还原为四氢叶酸,治疗贫血的重要辅助药物是
   A. 维生素 B_6 B. 维生素 B_1 C. 维生素 C

D. 维生素 B_{12}　　　　　　　　E. 维生素 B_2

3. 缺乏时可引起夜盲症的是
　　A. 维生素 B_6　　　　　　　　B. 维生素 B_1　　　　　　　C. 维生素 C
　　D. 维生素 A　　　　　　　　　E. 维生素 B_2

4. 可用于防治脚气病、心功能不全、多发性神经炎等的药物是
　　A. 维生素 C　　　　　　　　　B. 维生素 B_1　　　　　　　C. 维生素 B_2
　　D. 维生素 B_{12}　　　　　　　E. 维生素 B_6

5. 结核患者服用异烟肼,常导致缺乏的维生素是
　　A. 维生素 B_6　　　　　　　　B. 维生素 B_1　　　　　　　C. 维生素 C
　　D. 维生素 A　　　　　　　　　E. 维生素 B_2

6. 常用于先兆流产、习惯性流产、不育症等治疗的是
　　A. 维生素 C　　　　　　　　　B. 维生素 D　　　　　　　　C. 维生素 B_2
　　D. 维生素 E　　　　　　　　　E. 维生素 B_6

7. 常用酶制剂中,用药前需做皮肤过敏试验的药物是
　　A. 胰蛋白酶　　　　　　　　　B. 玻璃酸酶　　　　　　　　C. 菠萝蛋白酶
　　D. 糜蛋白酶　　　　　　　　　E. 胶原酶

8. 能与局麻药及肾上腺素合用,促进局麻药吸收,减少局麻药用量的酶制剂是
　　A. 胰蛋白酶　　　　　　　　　B. 玻璃酸酶　　　　　　　　C. 菠萝蛋白酶
　　D. 糜蛋白酶　　　　　　　　　E. 胶原酶

(9~11 题共用题干)

患者,女,1 岁。常出现睡眠不安、好哭、易出汗等现象,可见方形颅,长到 1 岁半时,两腿向内弯曲呈"O"形。

9. 出现该症状的原因是患儿缺乏
　　A. 维生素 A　　　　　　　　　B. 维生素 B　　　　　　　　C. 维生素 C
　　D. 维生素 D　　　　　　　　　E. 维生素 E

10. 该营养素的生理功能是
　　A. 构成机体的氧化还原酶系
　　B. 促进碳水化合物的代谢和能量的产生
　　C. 调节体内钙、磷代谢
　　D. 是体内许多酶系统的重要辅基成分
　　E. 提高机体免疫功能,促进抗体生成

11. 为补充缺乏的维生素,应多食用
　　A. 粮谷类　　　　　　　B. 鱼肝油、各种动物肝脏　　　C. 新鲜蔬菜和水果
　　D. 豆类和豆制品　　　　E. 坚果类

三、案例分析

患者,女,3 岁。食欲缺乏、烦躁不安 10 余天,现又出现皮肤瘀点,伴有关节肿胀。检查:血红蛋白、红细胞、血小板和出血时间均在正常范围;X 线放射检查见长骨远端出现维生素 C 缺乏症线。此患者被诊断为维生素 C 缺乏症。

针对此患者的临床治疗原则是什么? 应该选用什么药物?

【参考答案】

一、填空题

1. 需要量增加;补充不足;吸收障碍

2. 水溶性;脂溶性

3. 三羧酸;胆碱乙酰化;胆碱

4. 人体睡眠;记忆与学习;血脂调节

5. 佝偻病;骨软化症

6. 降低血脂;提高免疫功能;延缓衰老过程;抗癌

二、单项选择题

1. E;2. C;3. D;4. B;5. A;6. D;7. D;8. B;9. D;10. C;11. B

三、案例分析

对症治疗和支持治疗。维生素 C 缺乏症又称坏血病,常见于儿童,是由于患者长期缺乏维生素 C 所引起的出血倾向和骨骼病变。给予大剂量维生素 C,同时注意多食用富含维生素 C 的食物,能迅速改善症状,治愈疾病。

(丁召兴)

综合测试练习

一、名词解释（每题 3 分,计 15 分）

1. 治疗指数
2. 首关消除
3. 血浆半衰期
4. 生物利用度
5. 阿托品化

二、填空题（每空格 0.5 分,计 15 分）

1. 药物的体内过程包括_____、_____、_____、_____。

2. 癫痫持续状态首选_____,癫痫强直阵挛发作首选_____。

3. 抑制胃酸分泌药分为_____、_____、_____和_____四类。

4. 小剂量碘可用于预防_____;大剂量碘可用于_____和_____。

5. 肝素过量引起的出血选用_____,华法林过量引起的出血选用_____,尿激酶过量引起的出血选用_____,长期使用广谱抗生素引起的出血选用_____,新生儿出血选用_____。

6. 临床常用抗高血压药分为五类:_____、_____、_____、_____、_____。

7. 氢氯噻嗪的临床应用包括_____、_____、_____。

8. 氨基糖苷类抗生素的不良反应有_____、_____、_____、_____。

三、单项选择题（每题 0.5 分,计 40 分）

1. 药物产生副作用的药理学基础是
   A. 给药方法不当
   B. 给药时间过长
   C. 用药剂量过大
   D. 机体对药物敏感性高
   E. 药物作用选择性低

2. 长期应用地西泮后,需要增加剂量才能产生催眠作用,这种现象称为
   A. 低敏性
   B. 适应性
   C. 耐药性
   D. 耐受性
   E. 习惯性

3. 某药 $t_{1/2}$ 为 8 小时,一次给药后,药物在体内的基本消除时间为
   A. 20 小时左右
   B. 40 小时左右
   C. 60 小时左右
   D. 80 小时左右
   E. 100 小时左右

4. 在下列给药途径中,可产生"首关消除"现象的是
   A. 口服给药
   B. 舌下给药
   C. 皮下注射
   D. 肌内注射
   E. 静脉注射

5. 可用于表示药物安全性的参数是
   A. LD_{50}
   B. ED_{50}
   C. LD_{50}/ED_{50}
   D. ED_{50}/LD_{50}
   E. ED_{99}/LD_1

6. 下列药物中,不可用于治疗青光眼的是
   A. 毒扁豆碱
   B. 东莨菪碱
   C. 毛果芸香碱
   D. 乙酰唑胺
   E. 甘露醇

7. 抢救青霉素引起的过敏性休克首选

    A. 地塞米松   B. 多巴胺   C. 肾上腺素

    D. 阿托品   E. 异丙肾上腺素

8. 治疗心功能不全伴有尿量减少的休克应选用

    A. 间羟胺   B. 肾上腺素   C. 异丙肾上腺素

    D. 多巴胺   E. 阿托品

9. 下列药物中,不可用于治疗抗帕金森病的是

    A. 金刚烷胺   B. 山莨菪碱   C. 东莨菪碱

    D. 左旋多巴   E. 苯海索

10. 可用于治疗房室传导阻滞的药物包括

    A. 去甲肾上腺素和多巴胺   B. 新斯的明和异丙肾上腺素

    C. 普萘洛尔和氨茶碱   D. 利多卡因和阿托品

    E. 阿托品和异丙肾上腺素

11. 对心率影响小,可用于治疗心肌梗死并发心功能不全的药物是

    A. 肾上腺素   B. 多巴酚丁胺   C. 麻黄碱

    D. 异丙肾上腺素   E. 去甲肾上腺素

12. 可使胆碱酯酶复活,用于解救有机磷酸酯类中毒的药物是

    A. 肾上腺素   B. 阿托品   C. 地塞米松

    D. 地高辛   E. 氯解磷定

13. 治疗失眠常选用

    A. 地西泮   B. 水合氯醛   C. 苯巴比妥

    D. 硫喷妥钠   E. 苯妥英钠

14. 治疗吗啡急性中毒应选用

    A. 阿托品   B. 肾上腺素   C. 地塞米松

    D. 纳洛酮   E. 利多卡因

15. 可引起瑞夷综合征的药物是

    A. 东莨菪碱   B. 阿司匹林   C. 哌替啶

    D. 苯巴比妥   E. 苯妥英钠

16. 用于手术维持肌松的长效非除极化型肌松药是

    A. 麻黄碱   B. 琥珀胆碱   C. 阿托品

    D. 阿司匹林   E. 泮库溴铵

17. 下列药物中,几乎无锥体外系反应的药物是

    A. 氯丙嗪   B. 氟哌啶醇   C. 硫利哒嗪

    D. 氯氮平   E. 五氟利多

18. 属于麻醉药品,应控制使用的药物是

    A. 阿托品   B. 哌替啶   C. 阿司匹林

    D. 喷他佐辛   E. 地高辛

19. 氯丙嗪对下列原因引起的呕吐无效的是

    A. 癌症   B. 晕动病   C. 胃肠炎

    D. 放射病   E. 使用药物后

20. 治疗抑郁症可选用的药物是
    A. 氯丙嗪　　　　　　　B. 阿司匹林　　　　　　　C. 阿米替林
    D. 碳酸锂　　　　　　　E. 氟哌啶醇

21. 下列药物中,属于选择性 AT_1 受体阻断药的是
    A. 依那普利　　　　　　B. 氢氯噻嗪　　　　　　　C. 哌唑嗪
    D. 普萘洛尔　　　　　　E. 氯沙坦

22. 高血压伴有心绞痛的患者,宜选用的药物是
    A. 可乐定　　　　　　　B. 普萘洛尔　　　　　　　C. 卡托普利
    D. 氢氯噻嗪　　　　　　E. 氯沙坦

23. 治疗醛固酮升高引起的水肿应选用
    A. 布美他尼　　　　　　B. 呋塞米　　　　　　　　C. 氯噻酮
    D. 氢氯噻嗪　　　　　　E. 螺内酯

24. 地高辛的临床应用不包括
    A. 充血性心力衰竭　　　B. 室上性心动过速　　　　C. 心房扑动
    D. 心房纤颤　　　　　　E. 室性期前收缩

25. 治疗室上性心动过速可首选
    A. 普鲁卡因胺　　　　　B. 苯妥英钠　　　　　　　C. 利多卡因
    D. 胺碘酮　　　　　　　E. 维拉帕米

26. 具有防止和逆转心室重构作用,可用于治疗心力衰竭的药物是
    A. 地高辛　　　　　　　B. 卡托普利　　　　　　　C. 多巴酚丁胺
    D. 硝普钠　　　　　　　E. 米力农

27. 变异型心绞痛不宜选用的药物是
    A. 硝酸甘油　　　　　　B. 硝苯地平　　　　　　　C. 普萘洛尔
    D. 维拉帕米　　　　　　E. 地尔硫䓬

28. 治疗急性肺水肿的首选药是
    A. 呋塞米　　　　　　　B. 氢氯噻嗪　　　　　　　C. 氨苯蝶啶
    D. 螺内酯　　　　　　　E. 甘露醇

29. 主要用于治疗高血压危象的药物是
    A. 氢氯噻嗪　　　　　　B. 胺碘酮　　　　　　　　C. 硝普钠
    D. 普萘洛尔　　　　　　E. 卡托普利

30. 可阻止胆固醇从肠道吸收,用于降低胆固醇的药物是
    A. 非洛贝特　　　　　　B. 考来烯胺　　　　　　　C. 洛伐他汀
    D. 烟酸　　　　　　　　E. 阿昔莫司

31. 小剂量应用可防止血栓形成,用于心脑血管疾病的药物是
    A. 布洛芬　　　　　　　B. 吲哚美辛　　　　　　　C. 阿司匹林
    D. 对乙酰氨基酚　　　　E. 华法林

32. 长期应用可引起叶酸缺乏的药物是
    A. 维拉帕米　　　　　　B. 阿托品　　　　　　　　C. 利多卡因
    D. 地西泮　　　　　　　E. 苯妥英钠

33. 纤溶亢进所致出血应选用

A. 维生素 K   B. 垂体后叶素   C. 凝血酶

D. 氨甲苯酸   E. 亚叶酸

34. 可促进铁吸收的药物是

A. 氢氧化铝   B. 维生素 C   C. 多西环素

D. 碳酸钙   E. 尿激酶

35. 通过抑制胃壁细胞 H^+, K^+-ATP 酶,减少胃酸分泌的药物是

A. 哌仑西平   B. 硫糖铝   C. 雷尼替丁

D. 丙谷胺   E. 泮托拉唑

36. 治疗梗阻性黄疸引起的出血选用

A. 垂体后叶素   B. 凝血酶   C. 维生素 K

D. 氨甲苯酸   E. 酚磺乙胺

37. 具有强心利尿和平喘作用的药物是

A. 氨茶碱   B. 异丙托溴铵   C. 特布他林

D. 异丙肾上腺素   E. 肾上腺素

38. 不能控制哮喘急性发作,主要用于预防外源性哮喘的药物是

A. 沙丁胺醇   B. 氨茶碱   C. 色甘酸钠

D. 倍氯米松   E. 异丙托溴铵

39. 具有中枢和外周双重作用的镇咳药是

A. 喷托维林   B. 右美沙芬   C. 溴己新

D. 可待因   E. 苯佐那酯

40. 不能用于防治哮喘的药物是

A. 倍氯米松   B. 色甘酸钠   C. 氨茶碱

D. 特布他林   E. 苯佐那酯

41. 糖皮质激素隔日疗法的给药时间是隔日

A. 早上 7 点左右   B. 中午 12 点左右   C. 下午 4 点左右

D. 晚上 7 点左右   E. 午夜 12 点左右

42. 糖皮质激素的药理作用不包括

A. 抗炎作用   B. 抗免疫作用   C. 抗休克作用

D. 抗菌作用   E. 抗毒作用

43. 糖皮质激素的禁忌证不包括

A. 角膜溃疡   B. 严重糖尿病   C. 活动性溃疡

D. 系统性红斑狼疮   E. 骨折

44. 糖皮质激素隔日疗法的目的是

A. 提高药物疗效

B. 减少耐受性的产生

C. 降低医疗费用

D. 降低对肾上腺皮质功能的抑制

E. 防治类肾上腺皮质功能亢进综合征

45. 硫脲类药物的作用机制是

A. 抑制碘泵   B. 抑制甲状腺过氧化物酶

C. 抑制甲状腺蛋白水解酶　　　　　D. 抑制 TSH 释放

E. 抑制甲状腺激素受体

46. 通过抑制 α- 葡萄糖苷酶,适用于空腹血糖正常而餐后血糖明显升高患者的药物是

A. 格列齐特　　　　　　B. 瑞格列奈　　　　　　C. 甲苯磺丁脲

D. 二甲双胍　　　　　　E. 阿卡波糖

47. 糖皮质激素用于结核性脑膜炎的目的是

A. 提高机体免疫力　　　B. 中和毒素　　　　　　C. 延缓耐药性产生

D. 增强抗菌药的抗菌作用　E. 防止炎症后遗症

48. 可用于治疗呆小病和黏液性水肿的药物是

A. 大剂量碘剂　　　　　B. 甲状腺素　　　　　　C. 丙硫氧嘧啶

D. 甲巯咪唑　　　　　　E. 卡比马唑

49. 治疗丹毒的首选药物是

A. 青霉素　　　　　　　B. 哌拉西林　　　　　　C. 万古霉素

D. 阿奇霉素　　　　　　E. 头孢哌酮

50. 治疗梅毒感染的首选药物是

A. 罗红霉素　　　　　　B. 头孢氨苄　　　　　　C. 苯唑西林

D. 阿米卡星　　　　　　E. 青霉素

51. 耐药性金葡菌感染可选用

A. 阿莫西林　　　　　　B. 氨苄西林　　　　　　C. 哌拉西林

D. 苯唑西林　　　　　　E. 羧苄西林

52. 对铜绿假单胞菌无效的抗生素是

A. 哌拉西林　　　　　　B. 头孢曲松　　　　　　C. 阿奇霉素

D. 庆大霉素　　　　　　E. 阿米卡星

53. 关于抗结核病药的叙述,错误的是

A. 异烟肼属于一线抗结核病药

B. 利福平可用于金黄色葡萄球菌感染

C. 链霉素的穿透力强

D. 补充维生素 B_6 可防治异烟肼引起的神经系统不良反应

E. 抗结核病药单用易产生耐药性

54. 治疗厌氧杆菌的首选药物是

A. 罗红霉素　　　　　　B. 克林霉素　　　　　　C. 多西环素

D. 甲硝唑　　　　　　　E. 甲氧苄啶

55. 下列药物中,孕妇使用相对比较安全的是

A. 青霉素类　　　　　　B. 大环内酯类　　　　　C. 四环素类

D. 氨基糖苷类　　　　　E. 喹诺酮类

56. 具有广谱抗肠线虫作用的药物是

A. 甲硝唑　　　　　　　B. 氯喹　　　　　　　　C. 吡喹酮

D. 乙胺嗪　　　　　　　E. 阿苯达唑

57. 下列药物中,主要作用于 S 期的药物是

A. 环磷酰胺　　　　　　B. 塞替派　　　　　　　C. 长春新碱

D. 甲氨蝶呤　　　　　　E. 放线菌素 D

58. 不能用于治疗自身免疫性疾病的药物是
   A. 阿司匹林　　　　B. 对乙酰氨基酚　　　　C. 泼尼松龙
   D. 氯喹　　　　　　E. 环磷酰胺

59. 具有免疫抑制作用的药物不包括
   A. 环孢素　　　　　B. 他克莫司　　　　　　C. 泼尼松
   D. 阿司匹林　　　　E. 甲氨蝶呤

60. 下列联合用药中,合理的是
   A. 氢氯噻嗪和螺内酯　　B. 阿米卡星和呋塞米　　C. 四环素和硫酸亚铁
   D. 多潘立酮和阿托品　　E. 地高辛和葡萄糖酸钙

(61~62 题共用题干)

患儿,女,6 岁。因受凉后感冒,测量体温 39.5℃。

61. 该患儿退热药可选用
   A. 阿司匹林　　　　B. 对乙酰氨基酚　　　　C. 吲哚美辛
   D. 氧氟沙星　　　　E. 氨苄西林

62. 该药的作用机制是
   A. 抑制体温调节中枢而降温　　　B. 抑制热原释放
   C. 抑制炎症反应　　　　　　　　D. 抑制 PG 合成酶
   E. 抑制病毒繁殖

(63~64 题共用题干)

患者,男,35 岁。近 10 天小便灼痛,小便时尿道口有较多黄绿色脓性分泌物,查出淋病奈瑟菌,患者对青霉素过敏。

63. 该患者药物治疗宜选用
   A. 阿莫西林　　　　B. 大观霉素　　　　　　C. 罗红霉素
   D. 万古霉素　　　　E. 克林霉素

64. 该药物属于
   A. 头孢菌素类　　　B. 大环内酯类　　　　　C. 氨基环醇类
   D. 万古霉素类　　　E. 林可霉素类

(65~67 题共用题干)

患者,男,46 岁。因受凉、劳累,引起发热、咽痛就诊,检查诊断为急性扁桃体发炎。

65. 该患者治疗药物应首选
   A. 青霉素　　　　　B. 哌拉西林　　　　　　C. 头孢哌酮
   D. 阿奇霉素　　　　E. 环丙沙星

66. 该药物最常见的不良反应是
   A. 心律失常　　　　B. 过敏反应　　　　　　C. 肾毒性
   D. 肝毒性　　　　　E. 耳毒性

67. 该药物的作用机制是
   A. 抑制细菌细胞壁的合成　　　　B. 影响细菌细胞膜的通透性
   C. 抑制细菌蛋白质的合成　　　　D. 抑制细菌叶酸合成
   E. 抑制细菌核酸的合成

（68~70 题共用题干）

患者,女,35 岁。患有精神分裂症,因使用氯丙嗪不当引起低血压。

68. 升高血压应选用

    A. 肾上腺素　　　　　　B. 去甲肾上腺素　　　　C. 麻黄碱

    D. 多巴胺　　　　　　　E. 异丙肾上腺素

69. 该药用药时间过长或剂量过大可引起

    A. 耳毒性　　　　　　　B. 心脏抑制　　　　　　C. 急性肾衰竭

    D. 呼吸抑制　　　　　　E. 肝脏损害

70. 该药外漏引起的组织缺血坏死可选用下列药物对抗

    A. 阿托品　　　　　　　B. 东莨菪碱　　　　　　C. 山莨菪碱

    D. 酚妥拉明　　　　　　E. 普萘洛尔

（71~72 题共用题干）

患者,女,29 岁,妊娠 9 个月。因惊厥入院,经检查诊断为子痫。

71. 该患者治疗药物应当选用

    A. 哌替啶　　　　　　　B. 普萘洛尔　　　　　　C. 阿托品

    D. 苯妥英钠　　　　　　E. 硫酸镁

72. 使用该药过量引起的血压下降、呼吸抑制可用下列药物解救

    A. 肾上腺素　　　　　　B. 利多卡因　　　　　　C. 葡萄糖酸钙

    D. 阿托品　　　　　　　E. 纳洛酮

（73~74 题共用题干）

患者,男,52 岁。因受凉后感到腹部不适,继而出现腹痛并不断加剧,患者坐卧不安、大汗淋漓。经检查,诊断为肠绞痛。

73. 该患者治疗药物应当选用

    A. 山莨菪碱　　　　　　B. 阿司匹林　　　　　　C. 哌替啶

    D. 对乙酰氨基酚　　　　E. 布洛芬

74. 该药禁用于

    A. 心动过缓　　　　　　B. 角膜溃疡　　　　　　C. 青光眼

    D. 严重糖尿病　　　　　E. 肾衰竭

（75~76 题共用题干）

患者,男,71 岁。有糖尿病病史 10 余年,因近来常出现头晕、头痛、失眠而就诊。经检查,血压为 160/100mmHg,诊断为高血压。

75. 该患者不宜选用的降压药是

    A. 氢氯噻嗪　　　　　　B. 卡托普利　　　　　　C. 氨氯地平

    D. 氯沙坦　　　　　　　E. 哌唑嗪

76. 该药不仅会引起血糖升高,还会引起

    A. 低血钾　　　　　　　B. 心脏抑制　　　　　　C. 中枢抑制

    D. 肝毒性　　　　　　　E. 耳毒性

（77~78 题共用题干）

患者,男,42 岁。上腹部节律性疼痛 2 年,近来疼痛加剧并伴反酸,夜间为甚,经胃镜检查发现十二指肠黏膜上有一直径约 2cm 的溃疡。诊断为十二指肠溃疡。

77. 为抑制胃酸分泌应选用

    A. 氢氧化铝　　　　　　　B. 奥美拉唑　　　　　　　C. 昂丹司琼

    D. 硫糖铝　　　　　　　　E. 丙谷胺

78. 该药物属于

    A. M 受体阻断药　　　　　B. H_2 受体阻断药　　　　C. H^+,K^+-ATP 酶抑制药

    D. 胃黏膜保护药　　　　　E. 促胃液素受体阻断药

(79～80 题共用题干)

患者,女,47 岁。因家庭矛盾服用敌敌畏,半小时后出现恶心、呕吐、流涎、瞳孔缩小等有机磷农药中毒症状。

79. 该患者治疗用药应选用

    A. 亚甲蓝　　　　　　　　B. 阿托品　　　　　　　　C. 青霉胺

    D. 依地酸钙钠　　　　　　E. 硫代硫酸钠

80. 关于该药的叙述,错误的是

    A. 为 M 受体阻断药　　　　　　　　B. 对缓解肌肉症状不佳

    C. 可使胆碱酯酶恢复活性　　　　　D. 可引起中枢兴奋

    E. 用量可不受极量的限制

四、问答题(每题 10 分,计 20 分)

1. 简述青霉素的抗菌谱。根据抗菌机制,解释其作用特点。

2. 钙通道阻滞药可用于哪些心血管疾病? 各列举一代表药,并简述其药理作用。

五、案例分析(10 分)

患者,男,62 岁,农民。患高血压有 10 余年,最高达 210/115mmHg。患者由于经济状况不佳,既往断断续续使用一些中草药和尼群地平、硝苯地平等药物,血压忽高忽低。就诊后查体:血压 180/112mmHg。心电图:左心室高电压,提示心肌肥厚。血脂、血糖均在正常范围内。临床诊断:高血压Ⅲ级、高危。医生给予以下用药:卡托普利片 25mg,一日 3 次;氢氯噻嗪片 25mg,一日 1 次;硝苯地平缓释片 10mg,一日 2 次。

请问以上用药是否合理? 为什么?

【参考答案】

一、名词解释

(参见其他章节)

二、填空题

1. 吸收;分布;生物转化(代谢);排泄

2. 地西泮;苯妥英钠

3. H_2 受体阻断药;H^+,K^+-ATP 酶抑制药;M 受体阻断药;促胃液素受体阻断药

4. 单纯性甲状腺肿;甲状腺术前准备;甲状腺危象

5. 鱼精蛋白;维生素 K;氨甲苯酸;维生素 K;维生素 K

6. 利尿药;钙通道阻滞药;β 受体阻断药;血管紧张素转化酶抑制药;血管紧张素Ⅱ受体阻断药

7. 利尿;降压;抗利尿

8. 耳毒性;肾毒性;神经肌肉接头阻滞;过敏反应

三、单项选择题

1. E;2. D;3. B;4. A;5. C;6. B;7. C;8. D;9. B;10. E;11. B;12. E;13. A;14. D;15. B;
16. E;17. D;18. B;19. B;20. C;21. E;22. C;23. E;24. E;25. E;26. B;27. C;28. A;29. C;
30. B;31. C;32. E;33. D;34. B;35. E;36. C;37. A;38. C;39. A;40. E;41. A;42. C;43. D;
44. D;45. C;46. E;47. E;48. C;49. C;50. C;51. C;52. C;53. C;54. D;55. C;56. E;57. D;
58. B;59. D;60. A;61. B;62. D;63. B;64. C;65. A;66. B;67. A;68. B;69. C;70. D;71. E;
72. C;73. A;74. C;75. A;76. A;77. B;78. C;79. B;80. C

四、问答题

1. 青霉素的抗菌谱包括革兰阳性菌、革兰阴性球菌、螺旋体及放线菌。青霉素可抑制转肽酶活性,阻碍黏肽的合成,导致细胞壁缺损,影响细菌的生长繁殖,故青霉素具有以下特点:①对革兰阳性菌作用强,对革兰阴性杆菌作用弱,因革兰阴性杆菌胞壁黏肽含量少,胞质渗透压低,且细胞壁外有一层外膜,使青霉素不易透入发挥作用;②对繁殖期细菌作用强,对静止期细菌作用弱,因青霉素对已合成的细菌细胞壁无影响;③对人和动物的毒性小,因哺乳动物的细胞没有细胞壁。

2. 钙通道阻滞药可用于治疗高血压、心律失常和心绞痛。硝苯地平降低细胞内钙离子浓度,使血管平滑肌松弛,血压下降,用于治疗高血压。维拉帕米阻滞心肌细胞膜的钙通道,抑制慢反应细胞 Ca^{2+} 的内流,从而降低窦房结的自律性,减慢传导速度,延长窦房结、房室结的 ERP,有利于消除折返,用于治疗室上性心动过速。地尔硫䓬通过降低心肌耗氧量、扩张冠状动脉血管而改善组织血流、保护缺血心肌和抑制血小板聚集等作用,用于治疗心绞痛。

五、案例分析

合理。

原发性高血压的药物治疗原则包括根据患者的年龄、心血管危险因素及靶器官损害程度等进行个体化的治疗。该患者为中年男性,Ⅲ级高危高血压,合并左心室肥厚。血管紧张素转换酶抑制剂类药物是近年来进展最为迅速的一类药物。卡托普利是该类药物中最早应用于临床的代表药物,对各种程度的高血压均有一定的降压作用。本方以卡托普利为主,经济实惠,加用氢氯噻嗪,两者合用效果可翻倍,抵消不良反应。因患者血压太高、病程长、既往未规律用药,故加硝苯地平缓释片,以尽快使血压达标,提高依从性。

该患者血压达标后,为制订长期用药方案奠定了基础,每天的治疗费用为 1 元左右,立足经济用药,称得上是花钱少、效益好的治疗方案。

(贾旭峰　秦红兵)